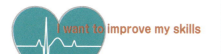

ナースのためのスキルアップノート

看護の現場ですぐに役立つ
排泄ケアのキホン

患者さんの排泄を手助けする方法を学ぶ！

中澤 真弥 著

秀和システム

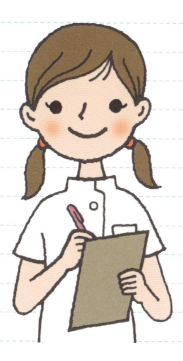

はじめに

　排泄を行うことは、人が人らしく生きていくために欠かせない行為です。また、「ほかの人に見られたくない」「恥ずかしい」などの羞恥心も強く、排泄の悩みを相談できずにいる人は少なくありません。最もプライバシーに関わる問題でもあるので、看護者の私たちは患者さんの様々な事情を理解したうえで援助を行っていく必要があります。

　特に高齢者の場合、「もう歳だから」「トイレが心配で外に出られない」などの理由で、排泄障害について諦めがちです。また、排泄障害についてのイメージも暗く、人に隠しておきたい、誰にも言えないなどの理由から外出を控え、人に会わないようにするなど、生活の質(QOL)が低下し、人生の楽しみまでも失ってしまうかもしれません。快適な生活や人生を送れるよう適切なケアを行い、自立を手助けできるように関わっていくことが大切です。

　排泄障害の原因は様々ですが、年齢を重ねるごとに排泄障害のリスクが高くなることは事実です。命に関わることはまれですが、適切な排泄ケアが行われないために、寝たきりや認知症を誘発したり、進行させたりすることは少なくない状況にあります。そのためにも、一人ひとりの排泄ケアをフォローしながら原因を改善していくことが看護者としての役割になります。

　本書は排泄に関わる基本的な知識が学べるよう、ポイントを絞って簡潔にまとめた実践本です。医療従事者のみならず、排泄ケアに関わるすべての方々に活用していただき、少しでも多く学んでいただけたら幸いです。

2018年7月　中澤　真弥

看護の現場ですぐに役立つ
排泄ケアのキホン

contents

はじめに ……………………………………… 2
本書の特長 …………………………………… 7
この本の登場人物 …………………………… 8

chapter 1 排泄に関わる基礎知識をおさらいしよう

排泄の基礎知識 ………………………………………………………… 10
排泄に対する配慮とは ………………………………………………… 11
尿を生成する腎臓 ……………………………………………………… 12
ネフロン ………………………………………………………………… 14
尿路について …………………………………………………………… 16
排尿のしくみ …………………………………………………………… 17
排尿障害とは …………………………………………………………… 18
　column　トイレが心配で脱水症に！ …………………………… 19
排泄における男性と女性の違い ……………………………………… 20
排泄におけるトラブルを防止する …………………………………… 24
失禁、頻尿の対策「骨盤底筋群体操」 ……………………………… 25

chapter 2 排泄に関わるアセスメントとアプローチとは

排泄障害のアセスメント ……………………………………………… 28
排泄に関わる全身状態のアセスメント ……………………………… 29
排尿障害へのアプローチ ……………………………………………… 31
排泄障害で使用する質問票 …………………………………………… 33

排尿に関する様々な検査と看護師の関わり ……………………………………………… 34
外陰部の観察について ……………………………………………………………………… 39
排泄の自立を評価する ……………………………………………………………………… 40
認知機能評価について ……………………………………………………………………… 41
膀胱訓練 ……………………………………………………………………………………… 43
 Nurse Note 尿検査の採尿法 ……………………………………………………… 44

chapter 3 排便機能について

排便(はいべん)のしくみ …………………………………………………………………… 46
便秘の分類 …………………………………………………………………………………… 48
 column 腸内細菌のはなし ……………………………………………………………… 49
便秘のコントロール ………………………………………………………………………… 50
 Nurse Note 便の色でわかる体の状態！ ………………………………………… 51
高齢者の排便コントロール ………………………………………………………………… 52
下痢の病態 …………………………………………………………………………………… 54
浸透圧性下痢に対するケア ………………………………………………………………… 55
便失禁について ……………………………………………………………………………… 56
感染性下痢に対するケア …………………………………………………………………… 57
感染性下痢を発症している人への対応 …………………………………………………… 58
排便障害のアセスメント …………………………………………………………………… 59
スケールによる便の性状を見てみよう …………………………………………………… 60
排便日誌について …………………………………………………………………………… 61
 Nurse Note ストーマからの便は？ ……………………………………………… 62

chapter 4 排泄の自立について

排泄の自立支援の実際 …………………………………………………………… 64
尿意・便意がなく（または失禁）、寝返りができない …………………… 68
ポータブルトイレの選択 ………………………………………………………… 69
　Nurse Note 排泄時に起こりやすい転倒、転落！ ………………………… 70

chapter 5 排泄に関わる手技

ポータブルトイレの介助方法について ………………………………………… 72
車いすで行うトイレ介助の方法 ………………………………………………… 74
床上（しょうじょう）排泄の介助 ………………………………………………………… 76
紙オムツでの介助方法 …………………………………………………………… 79
オムツ交換時の注意点 …………………………………………………………… 82
　column 気を付けたいトイレ介助の注意点 ………………………………… 83
導尿について ……………………………………………………………………… 84
膀胱留置カテーテルについて …………………………………………………… 91
膀胱留置カテーテルによる合併症とは ………………………………………… 97
尿路感染以外の合併症について ………………………………………………… 98
尿道カテーテル留置中の管理と合併症予防 …………………………………… 99
自己導尿（間歇導尿（かんけつどうにょう））……………………………………………………… 100
　column おしっこが紫色に!? ………………………………………………… 103
浣腸について（グリセリン浣腸）……………………………………………… 104
摘便について ……………………………………………………………………… 107
ストーマケアについて …………………………………………………………… 109
　Nurse Note 試験紙による尿検査項目を知ろう！ ………………………… 112

chapter 6 排泄における薬物療法について

排泄における薬物療法について	114
過活動膀胱の薬物療法	116
column 日常生活で気を付けたい過活動膀胱	117
過活動膀胱で処方される薬の特徴	118
前立腺肥大症の薬物療法	120
腹圧性尿失禁の薬剤	122
column 女性に多い「急性膀胱炎」	123
止痢薬・整腸薬	124
下剤について	125

chapter 7 皮膚のケアについて

排泄に関わる皮膚トラブルとは	128
皮膚トラブル予防・スキンケアについて	129

chapter 8 症状別による排泄ケア

経腸栄養により下痢をきたした患者さんの排泄ケア	134
認知症患者さんの排泄ケア	136
脳梗塞患者さんの排泄ケア	138
索引	139
引用・参考文献	141

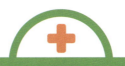

本書の特長

本書はchapter 1からchapter 8までで構成されています。
　排泄に関わる基本知識から排泄障害におけるアセスメントやアプローチ、症状に応じた排泄方法など、すべてを読むことによって基本的な知識が得られる実践書となっています。
　排泄に関わるケアは、最もデリケートで患者さんにとっても精神的な負担が大きいものです。症状や処置、治療などの特性を十分に理解し、患者さんの羞恥心やプライバシー保護などに配慮していくことが必要です。

役立つポイント1　ポイントを絞った解説

　基本的な知識から学びたい人は最初から、ある特定の項目から学びたい人は途中から、というように学びたい目的に合わせて工夫されています。ポイントだけに絞りましたので、補足したい部分や新しい情報などを書き込んだり、資料を貼ったり、自分だけのオリジナルノートとしても活用することができます。

役立つポイント2　排泄にかかわる基礎知識がスムーズに得られる

　排泄にかかわる解剖生理やそれに伴う症状などが図やイラストで表されているため、イメージしやすい内容となっています。基本的な知識を時間をかけずに学ぶことができます。

役立つポイント3　実践しやすい内容が盛りだくさん

　排泄ケアに必要な技術や処置など、ポイントを絞って紹介しましたので、そのまま実践しやすい内容となっています。

役立つポイント4　ナースたちの的確なアドバイス

　現場でありがちな注意点や補足部分など、ベテランナースや先輩ナースのアドバイスによって理解が深められる内容になっています。患者さんの気持ちもわかります。

この本の登場人物

本書の内容をより理解していただくために
医師、ベテランナース、先輩ナースからのアドバイスや、ポイントを説明しています。
また、新人ナースや患者のみなさんも登場します。

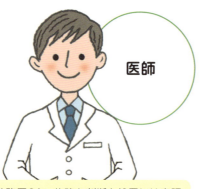

病院の勤務歴8年。的確な判断と処置には定評があります。

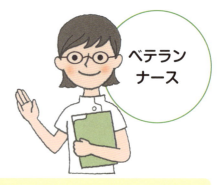

看護師歴10年。やさしさの中にも厳しい指導を信念としています。

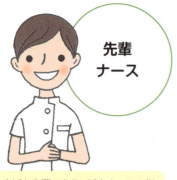

看護師歴5年。身近な先輩であり、新人ナースの指導役でもあります。

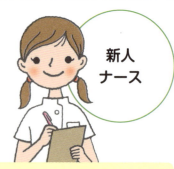

看護歴1年。看護の関わり方、ケアについて勉強しています。医師や先輩たちのアドバイスを受けて早く一人前のナースになることを目指しています。

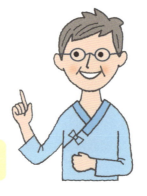
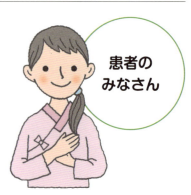

患者さんからも、ナースへの気持ちなどを語っていただきます。

排泄に関わる基礎知識を
おさらいしよう

排泄に関わる基本的なことを理解し、
症状に応じた対応が行えるようにしていきましょう。

排泄の基礎知識

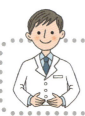

排泄(はいせつ)とは、飲んだり食べたりしたものが体内の中で代謝され、老廃物や有害な物質を体の外に出すことをいいます。主に排尿や排便を指します。

➕ 排泄を行うプロセスについて

排泄を行うまでにはいくつかの段階があります。しかし何らかの障害や問題により1つでも欠けてしまうと排泄を行うことに支障が出てしまいます。

- 尿意・便意
- トイレに行くという認識ができる
- 自力でトイレに行ける
- 下着を下ろし、便器に座れる
- 排泄を行う
- 拭き取りや水を流すなど後始末ができる

運動機能や認知機能が加齢と共に低下すると、排泄障害が起きる可能性が高くなります。できていたことができなくなってしまうことは「自立性の喪失」といえます。簡単にいうと「恥ずかしい」「自己嫌悪」などの感情です。そのため、残された機能を活かした援助はとても大切なことなのです。

ベテランナース

排泄に対する配慮とは

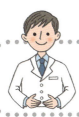

排泄に関わる看護者は患者さんの羞恥心やプライバシーの保護などに努め、援助していくことが重要です。

羞恥心への配慮

排泄は人には見られたくない行為です。排泄の姿や性器・排泄器官を人の目にさらさず、安心して排泄ができる環境を作ることが大切です。排泄の介助を依頼するだけでも羞恥心があるので、介助をする人の何気ない言葉や態度で傷つくことがあります。

安全への配慮

残された機能を使い、排泄行為を行うことは大切です。しかし、その能力以上の機能が必要な排泄環境を作ってしまうと、転倒などの危険性を高めてしまうことがあります。

例えば、足が弱っている人に失禁せずに遠いトイレまで行ってもらうことは、「漏らさないように焦らせる」という環境を作ってしまい転倒・転落のリスクを高めてしまいます。

習慣・価値観への配慮

人はそれぞれ育ってきた環境や習慣が違います。いままでできていた排泄行為ができなくなり、その行為を変えなくてはいけなくなったとき葛藤が起こります。失禁する人で「おむつなんかにおしっこできない」という言葉をよく聞きます。その言葉どおり、葛藤に寄り添い、個人に合った援助方法を考え支援することはとても大切です。

患者さんに合わせて、しっかり気配りすることが大切ですね。

新人ナース

尿を生成する腎臓

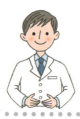

心臓からの拍動で送り出される血液の1/4は腎臓に送り込まれます。その血液は糸球体でろ過され、原尿となります。また、1日に作り出される原尿は約180L（リットル）にもなり、尿細管に流れ込みます。その後、様々な働きによって再吸収され尿として排出されるのは、原尿の約1/100で1.5L/日になります。

腎臓の位置

背側の腹膜後器官に位置しています。右側の腎臓は肝臓の右葉が上部にあるため左側の腎臓より、やや低い位置にあります。

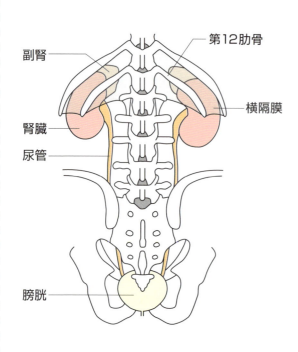

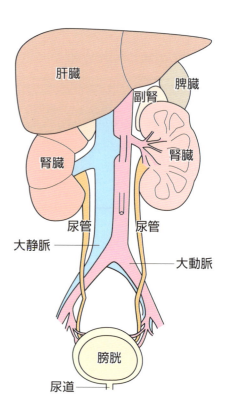

腎臓の特徴

腎臓の大きさや形などの特徴を理解しましょう。

・腎臓はそら豆のかたちをしており、後腹部の背中側に位置し、左右に1対ある。
・長さは約10cm、幅約5～6cm、厚さ約3cmの臓器で、重さは約120～150g。

腎臓の働き

腎臓には様々な働きがあり、大きく4つに分類されます。

・体内の老廃物排泄
・水、電解質の調整
・酸、塩基平衡の維持
・ホルモンを作る

腎臓の構造

・腎臓の組織は、皮質と髄質に分けられる。
・髄質は尿細管と集合管が集まったもの。
・生成された尿は腎盂から尿管を通って、膀胱へと運ばれる。

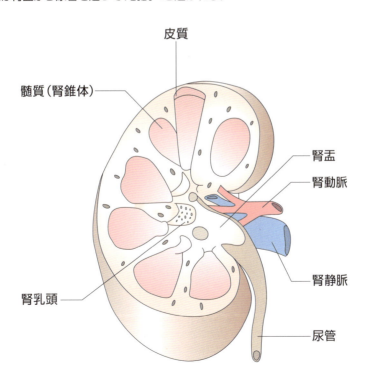

ネフロン

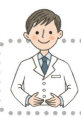
ネフロンは1個の腎臓に約100万個あります。ここでろ過、再吸収、分泌、濃縮が行われ、原尿が作られています。

ネフロンの構造

ネフロンとは腎臓の機能単位のことで、腎小体（ボーマン嚢と糸球体）と尿細管から構成されています。

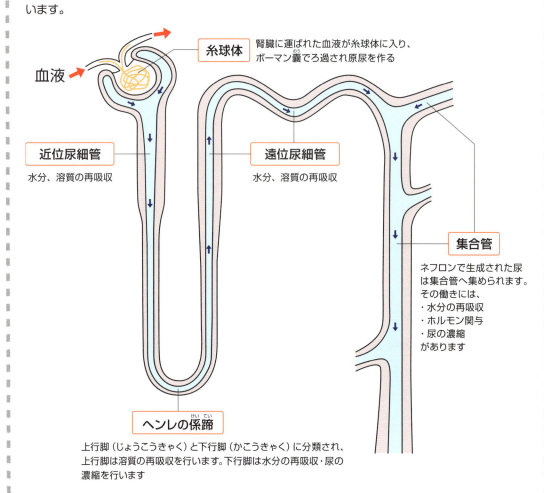

血液

糸球体
腎臓に運ばれた血液が糸球体に入り、ボーマン嚢でろ過され原尿を作る

近位尿細管
水分、溶質の再吸収

遠位尿細管
水分、溶質の再吸収

集合管
ネフロンで生成された尿は集合管へ集められます。その働きには、
・水分の再吸収
・ホルモン関与
・尿の濃縮
があります

ヘンレの係蹄（けいてい）
上行脚（じょうこうきゃく）と下行脚（かこうきゃく）に分類され、上行脚は溶質の再吸収を行います。下行脚は水分の再吸収・尿の濃縮を行います

尿の生成

ネフロンにおけるろ過、再吸収、分泌について見ていきます。

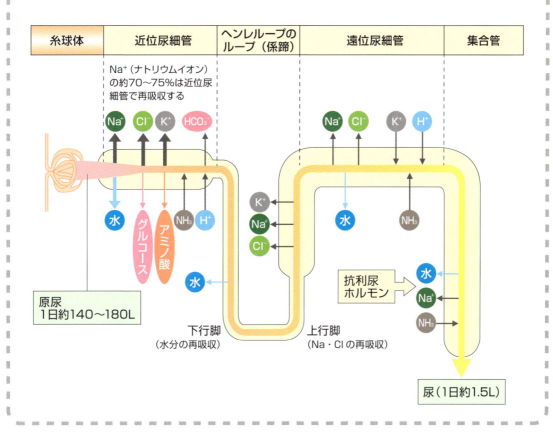

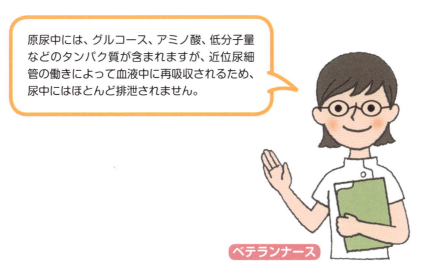

原尿中には、グルコース、アミノ酸、低分子量などのタンパク質が含まれますが、近位尿細管の働きによって血液中に再吸収されるため、尿中にはほとんど排泄されません。

ベテランナース

尿路について

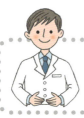

尿路とは、尿が排出される通路です。腎臓、尿管までを上部尿路、膀胱と尿道を下部尿路といいます。

尿路の構造

上部尿路は腎臓で作られた尿を膀胱まで運び、**下部尿路**は尿管を通って膀胱に溜まった尿を尿道から排出させる役割があります。

- 尿管の長さは約25〜30cm。腎盂（じんう）と膀胱をつないでいる。
- 尿管には3カ所に生理的狭窄部がある。これらの部位は尿管結石などの通過障害が起こりやすい（腎盂尿管移行部・総腸骨動脈との交叉部・尿管膀胱移行部）。
- 尿道の長さは、男性が約20cm。女性は約4cm。女性の尿道は短いため、尿道口からの逆行性尿路感染を引き起こしやすい。

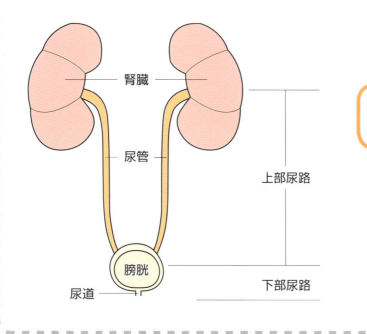

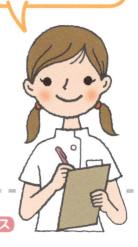

尿路感染症の予防には水分補給が大切よ！

新人ナース

排尿のしくみ

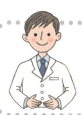
膀胱に尿が溜まると膀胱壁が伸びて、その刺激が大脳に伝わり尿意となって排尿することができます。また、膀胱に尿が溜まるのは通常150〜300mL程度とされています。

排尿のメカニズム

自分の意識とは関係なく膀胱は尿を溜めます（**蓄尿**）。ある程度溜まると、膀胱の内圧が上がり排尿中枢によって膀胱が収縮します。さらに内尿道括約筋、外尿道括約筋が弛緩し尿を残らず外へ排出します。こうしたはたらきは自律神経が関係しています。自律神経には、体を活動的な状態にする**交感神経**と、体を休めてリラックスしているときにはたらく**副交感神経**があります。

- 交感神経　➡膀胱の筋肉が緩んで尿を溜めている。その反対に尿道の筋肉は収縮して尿が漏れない。
- 副交感神経➡尿道の筋肉が弛緩する。反対に膀胱にある筋肉が収縮し尿を排泄する。

排尿の流れ

大脳で排尿の刺激を受けると、膀胱の排尿筋（平滑筋）を収縮し、内尿道括約筋と外尿道括約筋を弛緩します。

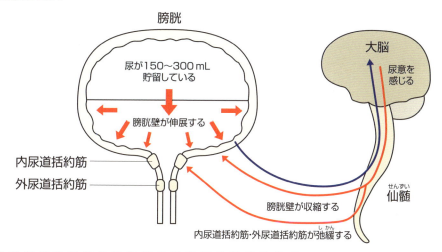

排尿障害とは

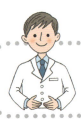

排尿障害には、畜尿症状と排尿症状があります。それぞれの症状についておさらいしていきましょう。

畜尿症状

尿が十分に溜められない症状をいいます。

	症状
昼間頻尿（ひんにょう）	日中に排尿の回数が多いという患者の愁訴（しゅうそ）で頻尿のこと
夜間頻尿	夜中に排尿の回数が多いという患者の愁訴。排尿をするために1回以上起きなければならない
尿意切迫感	急に起こるため、我慢することが困難な強い尿意
腹圧性尿失禁	運動時や咳、くしゃみなど、腹圧がかかったときに起こる
切迫性尿失禁	尿意切迫感のときに起こる尿失禁

排尿症状

「尿がなかなか出にくい」、「尿の勢いがない」、「お腹に力をいれて尿をする」など排尿時に見られる症状をいいます。

	症状
尿勢低下	尿の勢いが弱い
尿線分割、錯乱	尿線が分割したり、散乱したり、1本の線にならない
尿線途絶	排尿中に1回以上途切れてしまう
排尿遅延	排尿を開始するまでが困難で時間がかかってしまう
腹圧排尿	排尿を行うために力が必要となる

排尿後症状

排尿の直後に見られる症状をいいます。

	症状
残尿感	排尿をしたあと、尿を出し切っていない感じがするという愁訴
排尿後尿滴下	排尿した直後に自分の意思とは関係なく尿が漏れてしまう

1 排泄に関わる基礎知識をおさらいしよう

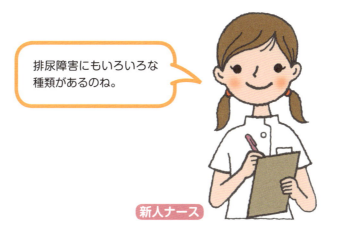

排尿障害にもいろいろな種類があるのね。

新人ナース

トイレが心配で脱水症に！

　入院中にADLの制限があったり、体動困難があったりする患者さんは、排泄に関する世話を遠慮し拒否することがあります。「面倒に思われたくない」「恥ずかしい」という気持ちから水分摂取を控え、尿量を少なくしようと自己判断してしまい、脱水症を引き起こしてしまいます。

　また、ナースコールで呼ぶことをためらい、排泄を我慢する患者さんは少なくありません。そのため看護者は、日ごろから排泄することの大切さや重要性を伝え、説明することが大切です。「おしっこを出すことはよいことですよ」「1日にペットボトル2本飲んでください」など、我慢することなく安心して入院生活が送れるよう、具体的な説明を交えながら脱水症を予防してください。

　特に高齢者の場合、脱水症を起こしやすく自覚症状が乏しいため、早期発見に努めることが大切です。

排泄における男性と女性の違い

高齢になると脳・脊椎(中枢神経)が萎縮していきます。そのため、年齢を重ねるごとに排尿障害の発生が多くなります。中枢神経の老化・萎縮を早める要因としては、メタボリック症候群の合併症、「高血圧」「糖尿病」「高脂血症」があります。動脈硬化から血管が狭くなって血流障害が起こるため、排尿機能に障害を及ぼすことがあります。

➕ 男性器のしくみ

男性の尿道は約20cmと長くS字の形をしています。そのため、尿が出にくい構造となっており、年齢による前立腺肥大もあります。排尿の妨げとなる多くの症状は「尿が出にくい」「尿のキレが悪い」などといった主訴が多いです。

▼男性の泌尿器の構造について

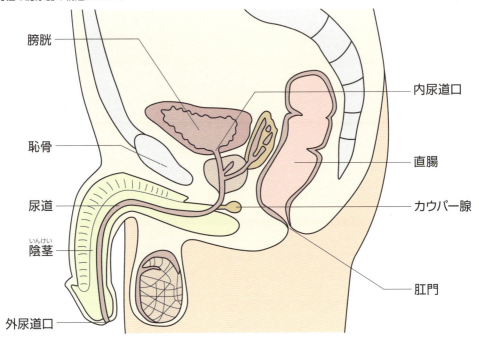

男性特有の前立腺

前立腺は膀胱下に位置する臓器です。加齢によって前立腺が大きく肥大してしまう「**前立腺肥大症**」を発症する場合があります。前立腺が肥大を起こすことによって、尿道を圧迫し排尿障害につながるケースは多いです。その症状は「頻尿」「排尿困難」「残尿感」「失禁」などがあります。

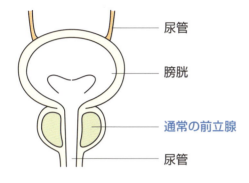

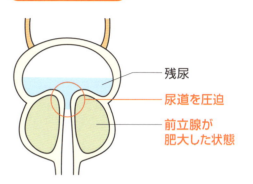

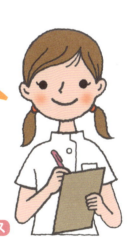

前立腺肥大の原因ははっきりわかっていませんが、加齢によるホルモンバランスの崩れによるものとされています。また、肥大化した前立腺によって膀胱や尿道が圧迫されるため様々な排尿障害を引き起こします。

新人ナース

1 排泄に関わる基礎知識をおさらいしよう

女性器のしくみについて

　女性は尿道が約3～4cmと短く、尿道の筋肉も弱いため尿が出やすい構造をしています。加齢に伴う筋力の低下や、閉経によってホルモンバランスが変化するため、膣・子宮が萎縮し尿道が開き失禁しやすい傾向になります。

▼女性の泌尿器の構造について

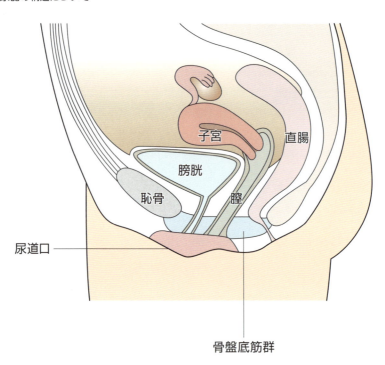

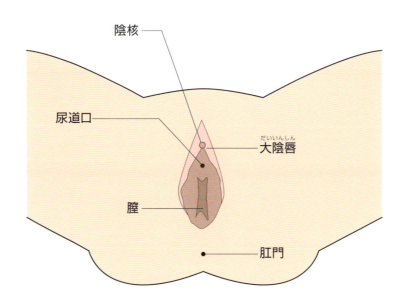

骨盤底筋群低下によるトラブル

骨盤底筋群とは、骨盤の底部に位置しハンモックのように内臓を支えている筋肉群をいいます。肥満や運動不足、出産、加齢などの影響によって骨盤底筋の筋力が低下すると、膀胱が下がり尿道までも弛緩し、頻尿や失禁しやすい傾向になるといわれています。

▼骨盤底筋の位置（女性）

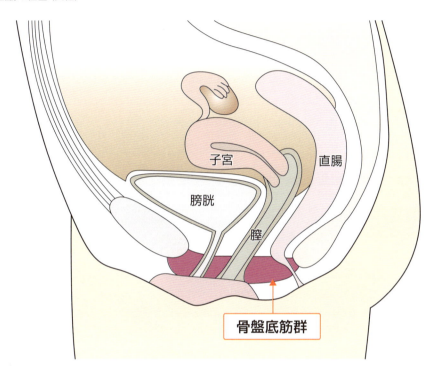

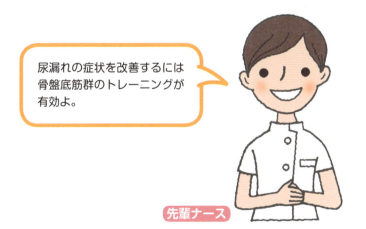

尿漏れの症状を改善するには骨盤底筋群のトレーニングが有効よ。

先輩ナース

排泄におけるトラブルを防止する

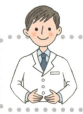

排泄のトラブルを予防するトレーニングには、生活習慣の改善、膀胱訓練*、骨盤底筋訓練などがあります。

生活習慣の改善

主な内容として、減量・運動・仕事・食事・便秘について指導を行います。

減量：肥満は腹圧性尿失禁や過活動膀胱の原因に関係する。
運動：激しい運動を行った際に、腹圧性尿失禁を伴うことがある。肥満を伴う場合には減量を優先させて、適度な運動を促す。
仕事：重いものを持つ仕事や重労働は骨盤臓器脱（こつばんぞうきだつ）の危険性がある。
食事・飲水：飲水やアルコール、炭酸飲料を多く飲むと尿失禁と関係するといわれている。気候・活動量・生活の状態によって適切な飲水量は変わってくる。排尿日誌などを利用して水分出納を確認したうえで飲水量の調整していく。
便秘：便秘によって膀胱が圧迫される。食事の改善や全身運動が必要。

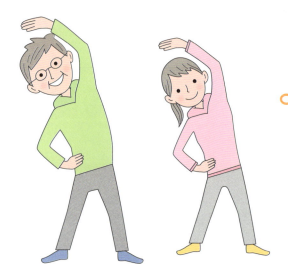

まずは、生活習慣を見直していきましょう。

＊**膀胱訓練**　p.43参照。

失禁、頻尿の対策「骨盤底筋群体操」

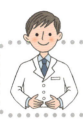

排泄に関わる筋力をつけて排泄がスムーズに行えるよう骨盤底筋群を鍛えましょう。

骨盤底筋群体操

尿漏れの予防、改善に効果が期待できる骨盤底筋群体操を行います。

●座位で行う体操
① 椅子の背面にしっかり背中をつけて深く座りましょう。足は肩幅程度に開き床につけます。
② お腹、足、腰には力を入れず、女性は膣と肛門を上に引っ張るような感覚で5秒ほどそのまま締めていきます。男性は肛門を締めていきましょう。
③ 10回ほど繰り返し、慣れてきたら10秒〜15秒と長めにしていきましょう。

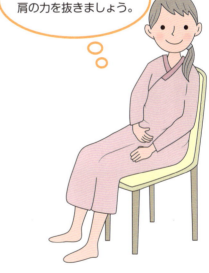

背中を伸ばして肩の力を抜きましょう。

●仰向けで行う体操
① 仰向けになって膝を立てます。そのとき、足は肩幅くらいに開いてください。
② 体はリラックスした状態で力は入れず、5秒ほど膣、肛門を同時に締めていきます。
③ 5秒経ったら全身の力を抜いてリラックス。その後は同じように繰り返していきます。

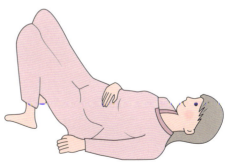

1 排泄に関わる基礎知識をおさらいしよう

●立位で行う体操
❶テーブルの近くで手足を肩幅くらいに広げてください。
❷そのままテーブルに両手を置き、上半身を委ねるように体重をかけます。
❸肩とお腹の力は入れずに膣と肛門を締めていきます。

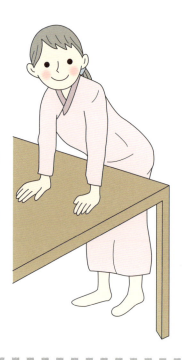

毎日の継続で排尿トラブルを予防しましょう。

加齢と共に筋力は低下していきます。骨盤底筋群の体操で筋力を維持していきましょう。

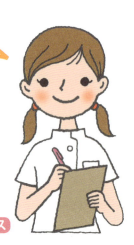

新人ナース

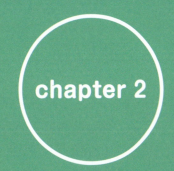

排泄に関わるアセスメントとアプローチとは

患者さんの排泄障害の原因を知るためにはアセスメントが大切です。
また日々の記録を行っていくことで
排泄の状況やパターンを知ることができます。

排泄障害のアセスメント

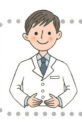

患者さんの全体像をアセスメントするために、生活習慣や排泄状況を把握する必要があります。まずは排泄に関わるアセスメントの項目を見ていきましょう。

排泄に関連した局所アセスメント項目＊

排泄の状態を的確に把握するために項目に沿って確認していきます。

大項目	アセスメント項目
排尿状態	尿の性状（量・比重・pH・臭い・色）、1日の排尿回数、尿意の有無、尿勢、残尿感、排尿時痛、排尿困難、尿閉、排尿方法
排便状態	便の性状（形状、色、臭い）、便の回数・量、排便時間、便意の有無、排便時痛、排便方法
失禁に対する認識	便意・尿意の有無、トイレ・便器の認識の有無、尿失禁に対する状況のとらえ方、希望など
排泄動作	トイレへの移動動作、衣服脱着動作、便器の使用動作、排尿・排便動作、後始末動作
失禁状態	①いつどんな動作時に漏れるのか、どれくらい漏れるのか ・咳やくしゃみをしたとき、笑ったとき、激しい運動のとき ・掃除や食事の支度をしているとき ・いつの間にか、緊張したとき、我慢したとき ・水の音を聞いたとき、冷たい水に触れたとき ・トイレに行きたいと思った途端 ・重たい物を持ったとき、眠っているとき、生理時期、心配事があるとき ②一度に漏れる量と回数 ③本当に漏れているのか、尿以外の漏れは ④漏れていると認識したとき、途中で止められるか
自己管理状態	①失禁に対する自己対処方法：水分摂取の有無、尿意を感じる前にトイレに行く ②失禁用具の活用：オムツ・パット・ナプキン・ティッシュなどの使用状況 ③使用頻度：1日に何回交換しているか、状況によってパットの使い分けをしているか
皮膚の清潔状態	スキンケア・失禁後のケア

＊本田芳香：失禁患者のアセスメント．田中秀子、溝上祐子監修、失禁ケアガイダンス、日本看護協会出版会、東京2007：175－185．より一部改変して引用

排泄に関わる全身状態のアセスメント

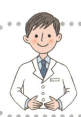

的確な排泄ケアを行うために患者さんのデータを集め、問題となる部分を導くことが大切です。全身状態のほかにも、精神的状態、社会的状況、環境の要因などからアセスメントを行いましょう。

全身状態のアセスメント項目*

領域	アセスメント項目
属性	年齢、性別、家族構成、職業
健康習慣	食習慣、運動習慣、睡眠・休息習慣、清潔習慣、着衣習慣
成長・発達状況	成長・発達段階の特徴
栄養	食欲、食事内容・時間・回数・方法（経口、経管栄養、輸液）、1日食事摂取量、必要栄養素、水分出納バランス、身長・体重（最近の体重変化）
活動・休息	1日の活動・休息パターン、睡眠パターン、日常生活自立度・安静度、姿勢、体位と体位保持状況、病気・運動障害の状態
清潔	皮膚・粘膜・毛髪、口腔、陰部の状態、清潔行為の内容と頻度（入浴、更衣、洗髪、洗顔、歯磨き）
セクシュアリティ	生理の状態（規則的・不規則など）、閉経年齢、妊娠・出産回数
感覚・知覚	感覚障害（視覚、臭覚、聴覚、味覚、触覚）、意識レベル、コミュニケーション、認知障害、見当識障害、疼痛
自己知覚自己実現	自己概念、ボディイメージ、家族関係、職業、経済状態、社会活動
健康認識健康管理	①現病歴（入院までの経過） 　・発症時期：生来のもの、成長期の発症、出産・手術などの契機 　・現在までの対処方法：薬物療法、行動療法、手術療法など ②既往歴 　・脳・脊髄神経疾患（脳血管疾患、パーキンソン病、二分脊椎など） 　・内科疾患（アレルギー症、糖尿病など） 　・整形外科疾患（脊椎・脊髄疾患、手指・上肢の障害など） 　・泌尿器科疾患（腎機能障害、膀胱脱、膀胱ガン、尿路感染症など） 　・産婦人科疾患（子宮脱、子宮筋腫、子宮ガンなど、膀胱膣瘻など） 　・精神疾患（うつ病など） ③薬歴 　・α遮断薬、利尿剤、抗うつ剤、抗アレルギー薬などの使用状況 ④病気についての説明の理解、服薬の有無、健康信念

社会的役割・対人関係	コミュニケーション能力、家庭における役割、職場における役割、社会活動における役割、家族や他者との関係、入院中の行動
生活環境	トイレ環境（採光、換気、照明、色彩、手すり）、通勤距離、通勤方法、経済状態、社会資源など
身体的環境	トイレへの移動方法、移動距離、手指の動き、衣服調整、トイレの高さ、居間・トイレの照明
社会的環境	介護者の有無、尿失禁に対する考え方、活用している社会資源
疾患の治療と関連した尿失禁	合併症の病状と予後、薬剤に伴う尿失禁状態、疾患の状態に伴う尿失禁状態
服薬行動	服薬の有無、薬剤名と量、服薬管理状態、服薬による副作用

＊本田芳香：失禁患者のアセスメント．田中秀子、溝上祐子監修、失禁ケアガイダンス、日本看護協会出版会、東京2007：175-185．より一部改変して引用

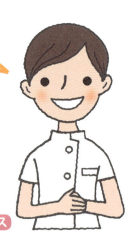

排泄についての問診はプライバシーに配慮した環境で行うことが大切よ。

先輩ナース

排尿障害へのアプローチ

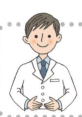

排尿日誌を用いることで、患者さんの訴えと実際の排尿の状況の違いがわかるようになり、医療者・患者が排尿状況を理解し合えます(「排尿日誌」のほかに「頻度・尿量記録用紙」「排尿時刻記録用紙」があります)。

排尿日誌

排尿日誌とは、起床時から翌朝までの排尿した時刻や尿量、漏れなどを記録していく日誌です。排尿日誌は「排尿機能学会」のホームページからダウンロード可能です。日頃の援助に活用するために、利用してみましょう。

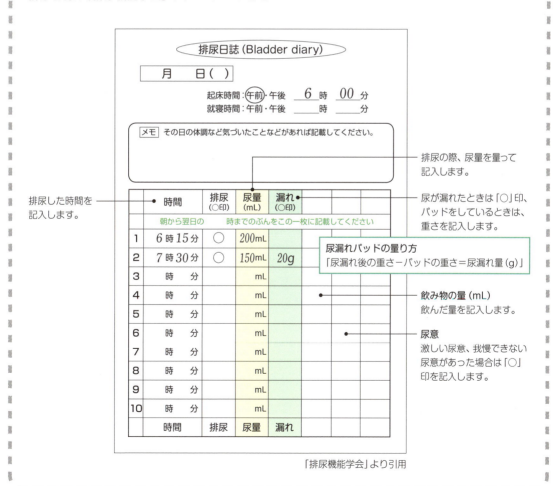

「排尿機能学会」より引用

排尿日誌の効果

- オムツ交換やトイレ誘導の時刻が推測できる。
- 排尿障害の種類を推測できる。
- 尿量、尿漏れを知ることで適切なオムツを選択できる。
- 薬剤の効果がわかる。
- 排泄ケアの効果がわかる。

排尿日誌の記録について

　排尿日誌は最低でも24時間、できたら3日以上続けていくことが望ましいとされています。

- 排尿時刻、尿量、尿意、尿漏れなどの情報を記録していく。
- 膀胱訓練を行っている場合は、継続していく。
- より具体的な記録をしていくために、水分摂取時刻、水分摂取量、水分の種類などを記録する。

日誌から排尿パターンを把握していくことで、排尿ケアの質を高めることができます。また、患者さんの主観的な訴えと客観的な事実の違いが出てくることもあります。

先輩ナース

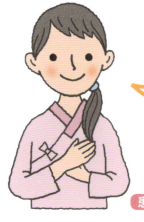

排尿日誌をつけることによって治療効果がわかり、ケアの質を高めることになるのね。

患者

排泄障害で使用する質問票

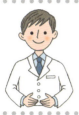

排泄障害で使用する**質問票**には、「膀胱・尿道の状態を把握」するものと「症状が生活に影響しているのか（QOL）」を把握するためのものがあります。尿失禁の状態を患者がどのようにとらえているのか価値観を理解するツールにもなります。

質問票の種類

質問票には、以下のように様々な種類があります。

- 主要下部尿路症状質問票（CLSS）
- ICIQ-SF
- 過活動膀胱症状質問票（OABSS）
- 国際前立腺症状スコア（IPSS）
- 尿失禁の影響に関する質問票（IIQ）
- 尿失禁QOL質問票（I-QOL）
- キング健康質問票（KHQ）

QOLを質問票だけで把握するのは、不十分なことがあります。例えば、高齢者や認知症のある患者さんは質問票に記入できなかったり、質問を理解できなかったりすることがあります。そんなときは具体的に聞くことが大切です。「どんなときに困っていますか？」「失禁がなければ何をしてみたいですか？」など、わかりやすく質問することで具体的な返答が聞けるかもしれません。

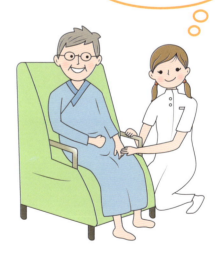

患者さんと一緒になって考えていきましょう。

「山に登りたいな」「旅行に行きたいな」など、楽しみを失禁であきらめている患者さんがいれば、その希望を実現するには、どのような援助をすればいいか考えることで道筋が立ちますよ。

先輩ナース

排尿に関する様々な検査と看護師の関わり

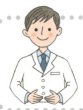

排尿に関する悩みはとてもデリケートです。排尿障害のある患者さんと関わることの多い看護師は、羞恥心やプライバシーに配慮した対応を忘れずアセスメントや援助を行いましょう。

排尿に関する検査・観察

パッドテスト
客観的に尿失禁の量を測定する検査方法です。
検査は24時間と1時間の2種類あります。

●測定方法

- 使用前のパッド重量と使用後のパッドの重量を測定する。

  使用後パッド重量－使用前パッド重量＝失禁量（g）

- 60分間パッドテスト開始前に最終排尿時間を確認する。
- 24時間パッドテストは入院時の実施は簡単に行える。在宅で行うときには患者・家族の協力があれば可能。

▼1時間パッドテスト

```
1時間パッドテスト            ____年____月____日

→  0分   開始    午前・午後    時    分
         パッド装着  500 mLの水を15分以内で飲み終える
         イスまたはベッド上で安静

→ 15分   歩行を30分間続ける

→ 45分   階段の昇り降り  1階分                1回
         イスに座る，立ち上がる               10回
         強く咳込む                          10回
         1カ所を走り回る                    1分間
         床上の物を腰をかがめて拾う動作をする    5回
         流水で手を洗う                     1分間

→ 60分   終了
              開始前のパッドの重量    A=      g
              終了後のパッドの重量    B=      g
                    失禁量  B－A=           g

         判定  2g以下     尿禁制あり
              2～5g      軽度
              5～10g     中等度
              10～50g    高度
              50g以上    極めて高度
```

外来でのパッドテストの注意点

外来は多くの人がいるため、パッドテストを行う患者さんは「尿漏れしたらどうしよう」「臭いは大丈夫かな」などの不安があります。周囲の視線を気にして緊張してしまい、腹圧がかかる動作時、意図的に骨盤底筋を収縮させてしまうことがあります。パッドテストを行う際には、羞恥心やプライバシーなどに配慮していきましょう。

- 患者さんの心配を取り除き、正確に行えるよう援助していく。
- 「日常の尿失禁状態を把握する」という検査の目的をしっかり説明する。
- 検査時間に対応できる吸収量の十分なパッドを準備する。
- 場合によっては着替えを用意するよう事前に説明する。

尿流量測定

尿の勢い・排尿量・排尿時間などを測定していきます。膀胱内に可能な限り尿を溜めてもらい、排尿限界後に尿流量測定装置に向かって排尿していきます。また、必要に応じて残尿測定などを行うこともあります。

※**外来で行う尿流量測定の注意点**

尿流測定のために膀胱への蓄尿を促すと、検査直前に多量の尿失禁を起こすことがあります。外来での検査では蓄尿限界の訴えに、速やかに対応することが必要です。

●尿流量測定の実際

尿の勢い・1回排尿量・排尿時間などを測定していきます。

残尿測定法

　残尿とは排尿を終えたあと、膀胱内に残った尿のことをいいます。残尿測定はその残った量を測定していきます。

残尿を測定する方法

- 膀胱部を直接、手でふれて膨満感をみる
- 導尿を行い、残尿を出して測定する
- 超音波エコーで確認していく
- 残尿測定器を使用し測定する

残尿測定器

　残尿は導尿によって測定することは可能ですが、カテーテル挿入による感染リスクや痛み、羞恥心などがあるため残尿測定器を使用していきます。

▼ブラッダースキャン

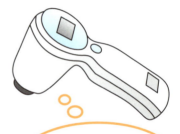

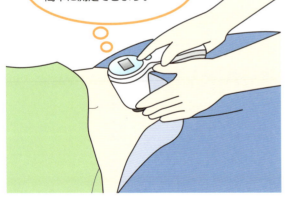

膀胱部に測定器をあてると簡単に測定できます。

膀胱内容量や残尿量を測定する超音波膀胱内尿量測定装置です。

残尿が多い疾患として、前立腺肥大症や神経因性膀胱などがあります。残尿が残ったままだと、尿路感染を合併してしまう恐れがあります。

新人ナース

ストレステスト

腹圧性尿失禁を確認するため、腹圧や咳で尿漏れがないかを観察します。膀胱内にある尿の溜まりかたによっては検査に影響がでるため、検査前に尿意・最終排尿からの時間を確認する必要があります。また、超音波を使用した残尿測定を行うことがあります。

●検査方法

① 膀胱内に150〜300mLの生理食塩水を注入する。
② 砕石位*か臥位で行うが、困難な場合は立位で行う。
③ 腹圧をかけてもらい、外尿道口を観察する。
④ 立位での施行は直接外尿道口の観察ができないため、ティッシュやトイレットペーパーを外陰部にあて、咳やくしゃみを繰り返してもらう。咳ができないときにはその場で何度か軽くジャンプをしてもらい、腹圧をかける。

Qチップテスト

尿道の過可動を確認する方法です。潤滑剤などを塗布した綿棒を尿道に挿入して、いきんでもらい腹圧をかけます。綿棒の先端が30度以上動いた場合は**尿道過可動**（骨盤底筋のゆるみ）と判断します。

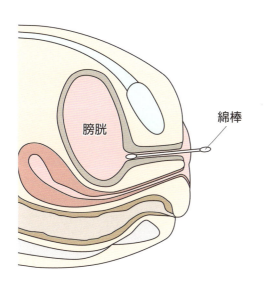
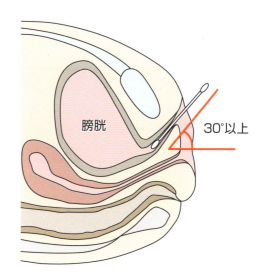

＊砕石位　仰臥位で両脚を開脚して膝を曲げた状態の体位。

骨盤底筋群評価

　骨盤底筋群の収縮する筋力の評価を行います。女性は膣からの触診、男性は肛門からの直診を行い、筋収縮の強さを評価します。触診以外には筋電図を使用した評価、膣内圧測定、超音波を使用した動きの評価があります。

●骨盤底筋群の位置

　骨盤の底部に位置しハンモックのような形で内臓を支えている筋肉です。

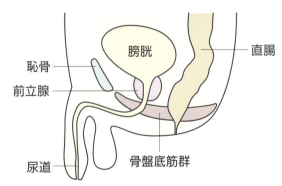
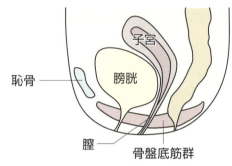

　骨盤底筋群評価では、皮膚の薄さや萎縮の状態、伸縮性を観察します。内診時に膣内で指を広げて膣壁（ちつへき）の萎縮（いしゅく）を観察します。患者さんには全身の力を抜いてもらうため「おしっこを我慢するように」「おならを我慢するように」「膣を締めて」などわかりやすい言葉で声かけをする必要があります。

先輩ナース

外陰部の観察について

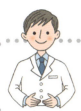

知覚の確認、視診で皮膚の状態、外陰部の臓器脱出などを観察していきます。

形状の観察

●スキントラブルはないか

女性の場合、外陰部、陰唇の形状、膣周辺の皮膚の状態を観察します。大量の尿失禁でパッドを使用している場合は、発赤や表皮剥離などの症状が発生しやすい状態です。そのため、パッドの通気性に留意し使用方法やスキンケアへの対応を指導する必要があります。

臓器脱出の観察

●臭いの確認

陰唇を開いて腹圧（咳をする・いきむ）をかけてもらい、膀胱・尿道・直腸・子宮などの臓器が脱出しないか観察していきます。外陰部の臭いからは失禁の状態、膣分泌物の状態がわかります。また、拭き取りや洗浄が行えているか、自己管理や衛生管理の状態を知ることができます。

知覚

陰核または肛門に沿って刺激をすることで、肛門括約筋の反射収縮が生じます。会陰に軽く触れ、知覚を確認していきます。

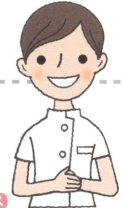

外陰部の観察は羞恥心を伴います。患者さんに観察の必要性を丁寧に伝え、プライバシーの保護に努め、自尊心を傷つけないよう配慮していきましょう。

先輩ナース

排泄の自立を評価する

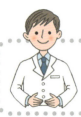

排泄の自立とは、「排泄管理方法は問わず、自力で排泄管理が完結できること」です。以下の項目を評価することで、排尿動作の自立の程度がわかります。

排泄動作評価

- トイレへの移動動作(起き上がり・移乗・移動)
- 排泄に関する行動(衣類の脱着・排泄後の後始末)

動作	正常な状態と正常に行うために必要な能力
移動動作	起き上がり・移乗・移動の目的が理解できる。移動する意志がある。寝返りがうてる。筋力がある。起き上がれる。関節の拘縮がない。座位保持ができる。バランスを保つことができる。横移動ができる。痛みがない。立位がとれる。起立性低血圧がない。移動に必要な道具(車いすなど)を使うことができる。移動用具を理解し使用が適切。
排泄に関する動作	**衣類の着脱動作** ・ズボンなどを下ろす・まくることができる。 ・衣類の着脱方法が理解できる。 ・手先を動かし、ボタンのかけ外しができる。 ・排泄物がかからないように下着を下ろせる。 ・腰上げ、下着をずらす行動ができる。 ・ズボンなどを元に戻せる。 **尿便器使用の動作** ・尿便器の位置を確認できる。 ・見えるまたは視力に変わる知覚で確認できる。 ・ふたを開けるなど必要な動作が理解でき、行動できる。判断力がある。 ・尿道の位置に尿器を当てることができる。手先の細かな動きができる。 **後始末動作** ・後始末の必要性・方法が理解できる。 ・トイレットペーパーを切ることができる。 ・陰部を拭き取れる。 ・手先が動き、見るまたはそれに変わる感覚で確認できる。 ・水洗を使用し汚物を流せる。汚物を捨てることができる。 ・尿便器を洗浄できる。 ・手を洗うことができる。

認知機能評価について

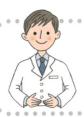

認知機能とは、記憶・理解力・判断力・見当識(けんとうしき)・知覚・言語などの機能です。排泄を行う際には、その行為を行うまでの手順や判断を行っていく必要があります。

遂行機能障害

行動するときに目的を決めて計画通り段取りよく行うことを「**遂行機能**」といいます。この機能が障害されると、排泄をしたいけれどトイレの場所が思い浮かばずにたどり着けないなど、段取りよく行動することが困難になります。また、排泄に関連する行動のうち、どの部分に困難が生じているか見極めて援助する必要があります。

見当識障害(けんとうしきしょうがい)

時間や場所、人物が適切に認識・判断できない障害をいいます。トイレの場所や自分のいる場所の認識ができないなどが当てはまります。居室の位置の工夫やトイレに目印をつける工夫などが必要です。

トイレに目印をしておくと迷わずたどり着けます。

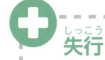

失行(しっこう)

麻痺や運動障害などの症状がないにも関わらず、日常的に行っていた行動ができなくなる障害です。

ボタンやファスナーが扱えない。着替えができないなどの症状があると排泄の準備が難しく失禁につながってしまいます。

見るだけではボタンやファスナーが扱えなくても、触れることで扱い方を思い出すことがあります。衣類に使用するボタンなどを統一し、前あきの物やかぶり物など着脱方法が異なるものでなく統一するなどの工夫が必要です。また、繰り返し訓練する必要もあります。

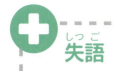
失語

　失語とは、「言葉がうまく出てこない」「伝えたい言葉と違う言葉が出てくる」などの言葉の障害です。排泄をしたくても尿意をうまく伝えられない、トイレの場所を尋ねることができないなどの問題が生じます。そのため、絵を使い、難しくない言葉を使うなど、状況に応じたコミュニケーション方法をとる必要があります。

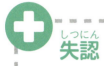
失認

　視覚・聴覚・触覚を通じて物の認識ができなくなる障害です。トイレの表示を見てもその意味が理解できず、便器を見ても何に使うのか理解ができないなどの症状があります。視覚として認識できない場合には音声認識を使用するなど、ほかの感覚を用いる必要があります。

排泄機能から見る、排泄行動のチェックポイント

□ 尿意・便意があるか。
□ 尿意・便意を伝達できるか。
□ 排泄行動は目的に合っており、合理的か。
□ トイレの認識があるか。
□ トイレへの道のり、現在位置を理解できているか。
□ トイレの操作方法を理解できているか。
□ 衣類の着脱方法が理解できているか。
□ 陰部の拭き方や必要性は理解できているか。

どの部分の認知機能に障害があるかアセスメントして、適切な援助をすることが必要です。
認知機能の評価は長谷川式簡易知能評価スケールなどがあります。

先輩ナース

膀胱訓練

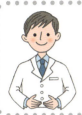

切迫性尿失禁や過活動膀胱に対して、排尿を我慢して蓄尿症状を改善する方法です。
「排出機能に障害がない」「排尿回数が多い」「1回の排尿量が少ない人」が対象になります。

膀胱訓練を開始する前に患者さんの動機づけを行う

- 正常な排泄について説明し排尿のメカニズムを理解してもらう。
- 膀胱容量、1回排尿量、尿意と蓄尿、飲水と排尿のバランスについて説明する。「我慢しないで排尿する」のではなく一定の排尿間隔が保てるように指導する。
- 蓄尿することで膀胱容量低下を改善し、頻尿を改善することが目的であると患者と共有する。
- 動機づけを行ったのち、行動の変化（行動変容）ができるような関わりを行う。

 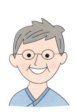

❶ 尿意があったら、5分間我慢します。

 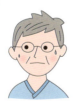

❷ 5分間、尿意を我慢することができたら、次は10分間我慢してみましょう。

 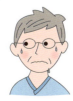

❸ 10分間我慢することができたら15分間我慢してみましょう。

このようなかたちで、少しずつ時間を伸ばしていきます。

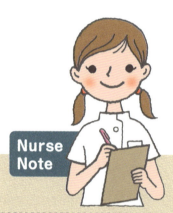

尿検査の採尿法

尿検査といっても採尿を行うには時間帯や方法に様々な種類があります。ここでは採尿時間の違いや方法について覚えます。

- 採尿時間

早朝尿	就寝時に排尿し、翌朝の起床直後に排尿を採取する
随時尿	任意の時間に排尿した尿。主に外来や集団検診で行われる
時間尿	一定時間を区切りその間のすべての尿を採取する
負荷後尿	経口または注射による負荷後に採取する
24時間尿（畜尿）	24時間もしくは決められた時間に採取した尿を集める

- 採尿方法

自然排尿：全部尿…排出する全ての尿
　　　　　初尿…出はじめの尿
　　　　　中間尿…初尿と終末尿をさけた中間の部分尿
　　　　　分杯尿…分割して採尿
　導尿　　：尿道から膀胱へカテーテルを挿入して採取した尿
　膀胱穿刺：膀胱に直接穿刺して採尿

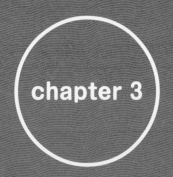

排便機能について

排便の機能やその病態について
おさらいしていきましょう。

排便のしくみ

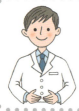
口から摂取した食物は消化酵素によって、胃、小腸で消化・吸収されます。そして便が作られ蠕動・分節運動により肛門側に送られていきます。この移動時に水分が吸収されます。その後、便が肛門に到達して圧力がかかることにより便意が生じ排便が行われます。

✚ 排便の流れ

どのようにして便が形成されていくのか消化物の流れを見ていきましょう。通常、食物摂取後24時間〜72時間で便として排泄されます。

▼消化物が便に形成されていく流れ

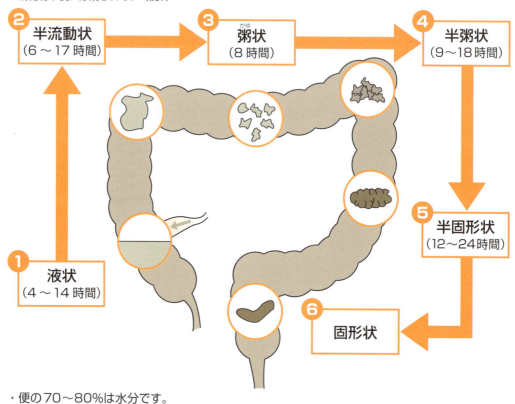

- ① 液状（4〜14時間）
- ② 半流動状（6〜17時間）
- ③ 粥状（8時間）
- ④ 半粥状（9〜18時間）
- ⑤ 半固形状（12〜24時間）
- ⑥ 固形状

・便の70〜80％は水分です。

直腸、肛門の断面図

S状結腸と肛門をつなぐ直腸の長さは約20cmです。直腸は肛門から排泄されるまでの便を蓄える場としての機能があります。また、肛門の長さは約3cmで、消化されたものを排泄し、便やガスの調整を行います。

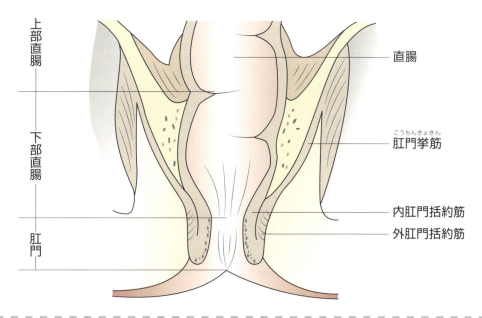

スムーズな排便が行える姿勢

便を排出するには「直腸の収縮」と「いきみ」が必要です。直腸の収縮は不随意的に起こりますが、いきみは腹筋などによるものなので、意識的に調整できます。

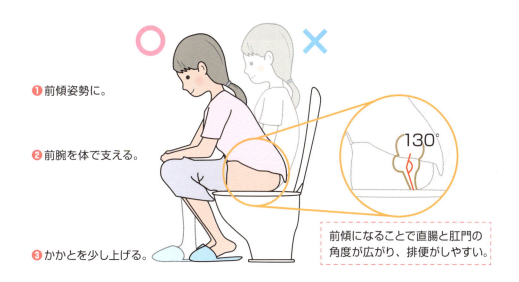

❶ 前傾姿勢に。

❷ 前腕を体で支える。

❸ かかとを少し上げる。

前傾になることで直腸と肛門の角度が広がり、排便がしやすい。

便秘の分類

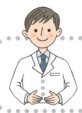

便秘といってもその理由は様々です。便秘を改善するにはその原因について知ることが重要となります。

便秘の分類

便秘には「器質性便秘」と「機能性便秘」があります。

器質性便秘：ガンなどによる狭窄や腸の癒着、物理的通過障害。
機能性便秘：特別な原因の疾患はなく生じる便秘。
　　　弛緩性便秘　　：大腸の蠕動運動が弱い、十分な腹圧がかけられない
　　　直腸性便秘　　：排便を我慢し続けてしまう、下剤や浣腸を何度も行う
　　　けいれん性便秘：ストレスによるもの、腸の緊張が強く蠕動運動が低下する

便秘の原因

- 小腸・結腸の腸管運動機能障害（うまく便が肛門に送られない。腸の動きが悪い）
- 大腸の通過時間が長くなる（腸内に便がとどまる時間が長い）
- 直腸肛門機能の異常（排便のサインが脳に正しく伝わらない）
- 腫瘍などによる通過障害（便が通りにくい）
- 腹圧がかけられない

便秘予防

疾患が原因でない場合、生活習慣の改善によって便秘になりにくくなる場合があります。

- 排便できる時間を確保し、習慣化させる
- 食前に腸内の水分を促進させるために、水分を取る
- 繊維質の多い食事を取る（ごぼう、海藻類、豆類など）
- 適度な運動を心がける

生活習慣から見直しましょう！

 患者

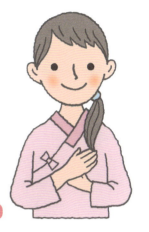

便秘の原因は様々ですが、腸内に便が停滞することで、腸閉塞や腸管虚血症などになる場合があります。

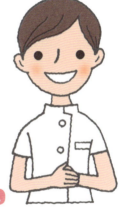

先輩ナース

腸内細菌のはなし

　腸内細菌は食物の消化・吸収、食中毒予防など、人の健康に役立つ様々な働きを行っています。

　腸内細菌とは、人や動物の腸に生息する細菌のことです。人の腸内には約100兆個の腸内細菌が存在しているといわれており**善玉菌、悪玉菌、日和見菌**と大きく3つに分かれています。

　一般的に幼児期から青年期では、善玉菌であるビフィズス菌が多く、高齢になると悪玉菌が増え始めます。加齢に伴い消化機能が低下していくと腸内細菌のバランスが崩れてしまい、善玉菌は減少、悪玉菌は増加するという傾向にあります。

　なかでも日和見菌は、善玉菌、悪玉菌のどちらか強い方の味方になるため、善玉菌が減ると悪玉菌が増え、悪玉菌が減ると善玉菌が増えるといった中間の位置にいます。そのため日和見菌がどちらの味方になるかが腸内環境のカギになります。

　また、腸内細菌は食物繊維を分解することによって活動を行うので、食物繊維の多い食事を心がけて腸内細菌の量を増やしていくことが大切です。

便秘のコントロール

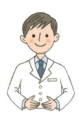
排便の回数や量は日によって異なり、摂取した食事の内容や量によっても変化します。
便秘の定義は諸説ありますが、排便回数の減少・排便量の減少・便中水分量の減少・排便の困難感と、定義されることが多いです。定義にある内容に加え、便が排泄されないことによって二次的な問題が発生している場合には便秘と判断します。

 ## 便秘に対するケア

便秘のケアは、排便習慣の改善、食生活や生活習慣の見直しを行います。薬剤以外の方法で改善を試み、それでも便秘の症状が改善しない場合には薬剤の使用を検討します。

●食物繊維の摂取

食物繊維は消化酵素で消化されない、難消化成分です。**不溶性食物繊維**と**水溶性食物繊維**があります。

不溶性食物繊維	水分を含むと膨張し、便量が増えて大腸が刺激され蠕動運動が活発になる	
	セルロース	野菜・豆類・小麦
	ヘミセルロース	海藻類
	リグニン	野菜・豆類・ココア
	不溶性ペクチン	未熟果実・野菜
	キチン	エビ・カニの甲羅
	キトサン	きのこ
水溶性食物繊維	腸内細菌で発酵し腸上皮細胞の栄養となる。良好な腸粘膜で腸内環境が改善	
	難消化性デキストリン	ジャガイモ、トウモロコシから精製された澱粉
	ペクチン	熟した果実
	アルギン酸	昆布・ひじき・わかめ
	グルコマンナン	こんにゃく
	イヌリン	菊芋・ごぼう

●水分摂取

　水分は大腸で吸収されます。水分摂取が不十分だと大腸で水分が吸収され便が固くなります。しかし、便秘には水分摂取といわれていますが、実は水分摂取量を増やしても尿量が増加するだけで排便回数に変化は生じません。食事内容や発汗量から脱水を起こしていないか検討し、脱水を予防する程度の水分摂取をすることが必要です。

●運動・休息

　便秘は、座位が多い生活をしている人に多く見られるといわれています。その理由は身体活動の低下が結腸通過時間を延長するためと考えられていますが、どの程度の運動が便秘に効果的であるかははっきりしていません。ですが、適度な運動と十分な睡眠により自律神経が整えられ、便秘を改善するには有効と考えられています。

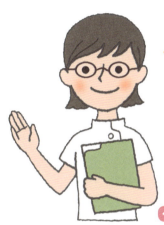

適度な運動は腸に刺激を与えます。高齢者の場合、散歩、体操などの軽い運動でも効果的です。

ベテランナース

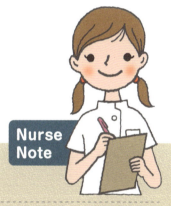

Nurse Note

便の色でわかる体の状態！

　便の色は健康を示すバロメーターの一つです。体の不調や思わぬ病気が隠れていることもあるため、排便は毎日チェックしましょう。

- **黒色**：真っ黒な排便は上部消化管で出血を起こしている場合があり、「タール便」と呼ばれています。
- **白～灰色**：検査によるバリウムや、ウイルス性の腸炎、もしくは胆汁の分泌が悪い場合に起こります。
- **赤色**：出血によるものですが、大腸からの出血や肛門からの出血などがあります。
- **黄色**：下痢の場合、過敏性腸症候群の可能性が考えられます。

高齢者の排便コントロール

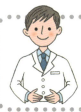

加齢に伴う身体の変化や疾患を持つことなど、高齢になると様々な要因で便秘になることがあります。まずは便秘になる原因について考え、問題を見出していきましょう。

消化機能について

- 食習慣の変化や持病に対する内服の影響が生じ、栄養状態の悪化が起きる可能性がある。
- 歯の欠損により咀嚼(そしゃく)がうまくできず、唾液の分泌量が減少する。
- ヘリコバクター・ピロリ菌の感染や萎縮性(いしゅくせい)胃炎の罹患率(りかんりつ)は、年齢と共に上昇するとの報告がある。
- 胃炎による胃酸分泌の低下は腸内細菌に影響を及ぼす。
- 大腸は蠕動運動が低下し、便の排出速度が遅くなる。

食事内容について

- 味覚や臭覚の衰えによって、味付けの濃いものを好むようになる。
- 臭覚の衰えは、臭いから食品の腐敗を判断することが困難となり、細菌性胃腸炎発生のリスクが高まる。
- 歯周病や歯の欠損は食事量の低下を招き、摂取可能な食事内容の偏りなどが原因で便秘となる。

薬剤について

下剤の習慣的使用や、排便に影響を及ぼす薬剤の内服をしている場合がある。

運動量について

- 活動量の低下は、大腸の蠕動運動の低下を招く。
- 寝たきりになると、排便姿勢が取れず腹圧をかけられないことで効果的に排便ができず便秘となる。

3 排便機能について

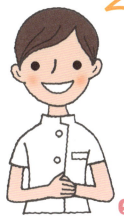
先輩ナース

高齢者の便秘の多くは、腸の蠕動運動低下による弛緩性(しかんせい)便秘です。弛緩性便秘によって固くなった便が、直腸内に蓄積して排便困難な状況になることを「嵌入便(かんにゅうべん)」といいます。
嵌入便になると、便の隙間を伝って水様便が少量ずつ排泄されることがあり便失禁を起こします。特に寝たきりの高齢患者さんに多く見られる便秘です。
直腸に便塊がふれたら摘便(てきべん)を優先させましょう。

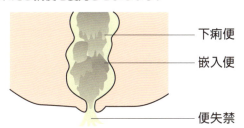

- 下痢便
- 嵌入便
- 便失禁

下痢の病態

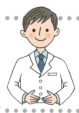
下痢（げり）とは「便の水分量が多すぎる状態」をいいます。食物や水分を消化・吸収する過程で、水分の吸収が十分でなかったり、腸管運動が過敏になったりすることで起こります。

✚ 下痢のメカニズム

どのようにして下痢が起こるのか見ていきましょう。

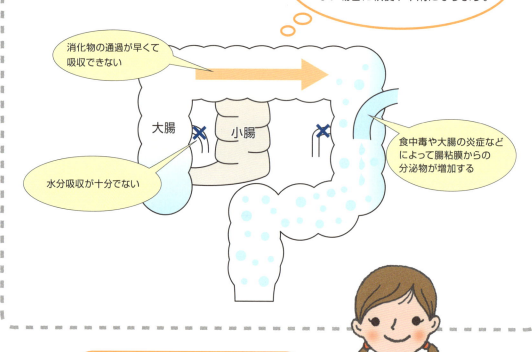

腸の運動が過剰になり、消化物の通過が早く、水分量の調整ができない場合に軟便や下痢になります。

消化物の通過が早くて吸収できない

大腸　小腸

水分吸収が十分でない

食中毒や大腸の炎症などによって腸粘膜からの分泌物が増加する

通常、便の水分量は70〜80%です。また、軟便では80〜90%、水様便では90%を超え下痢便の状態になります。

新人ナース

浸透圧性下痢に対するケア

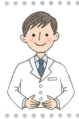
下痢を引き起こす原因によって治療法は異なります。ケアの内容としては、「水分補給」「保温」「休息」です。また、脱水や電解質異常の状態をアセスメントするために、下痢の回数や量、嘔吐や腹痛を伴っていないか確認していく必要があります。

浸透圧性下痢の原因

浸透圧性下痢は、腸管壁の血液浸透圧に比べて腸管内の浸透圧が高くなった際に起こります。また、腸管内の浸透圧を下げようとし、腸管粘膜は水分の吸収を低下させて水分の分泌を増やします。そのため、腸管内の水分量が増加して下痢となります。

●腸管内の浸透圧が高まる原因

- **浸透圧性下剤（酸化マグネシウム）・経腸栄養剤・乳糖・人工甘味料・アルコール・暴飲暴食**
  原因になる物の摂取量や摂取機会を減らすことで対応する。

- **浸透圧性下剤**
  下剤の減量または中止をする。

- **経腸栄養剤**
  投与速度をゆっくりに調整する。白湯などで薄めて投与する。違う製剤に変更する。

- **乳糖**
  乳糖の摂取を避ける。経腸栄養剤に乳糖が含まれる場合、大豆たんぱく由来成分の経腸栄養剤に変更する。

経腸栄養によって下痢をする場合、注入の速度や温度、内容量を確認しましょう。また体への吸収がうまくできずに起こっている場合も少なくないので、その場合は栄養剤を見直していきましょう。

先輩ナース

便失禁について

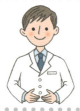
便失禁は意思とは関係なく、便が漏れ出てしまう状態をいいます。様々な原因がありますが、排便反射の障害や肛門括約筋の機能が障害されることによって起こります。便失禁を起こすことによって患者さんのQOLが制限されるため、心理的、社会的にも大きな支障をきたします。

便失禁の原因とは

- **手術後の後遺症によるもの**
  大腸や肛門部の手術によって肛門括約筋が損傷することによって便失禁が起こる。

- **脊髄(せきずい)の損傷によるもの**
  大脳中枢への刺激が遮断されることによって、便意を感じることができずに便失禁を起こす。

- **出産後によるもの**
  出産時に会陰裂傷を引き起こしたために、肛門括約筋の機能が低下し便失禁を起こす。

- **腸疾患によるもの**
  炎症性腸疾患や過敏性腸疾患などの慢性的な下痢を引き起こす疾患により便失禁を起こす。

- **脳梗塞や認知症によるもの**
  疾患や認知機能によって便意を感じられなくなり、便失禁を起こす。

- **加齢によるもの**
  加齢と共に肛門括約筋機能や骨盤底筋群などの筋力が低下して便失禁が起こる。

- **精神的によるもの**
  過度なストレスや緊張することによって便失禁を起こす。

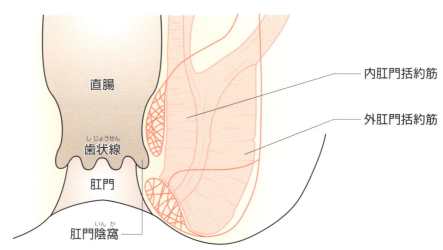

感染性下痢に対するケア

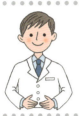

まずは下痢による脱水を防ぐことが大切です。感染による下痢の場合、体の中の毒素や病原体を排出しなければならないため、下痢止めは極力避けたほうがいいといわれています。また、二次感染を防ぐために感染者の排泄物管理を徹底しましょう。

感染性下痢の原因

急性の下痢症の主な原因は、細菌性腸炎とウイルス性腸炎で、ほかに寄生虫によるものがあり下痢を引き起こします。

- **細菌性腸炎**………赤痢菌（せきり）、サルモネラ菌、大腸菌、カンピロバクター、腸炎ビブリオ、黄色ブドウ球菌など
- **ウイルス性腸炎**…アデノウイルス、ロタウイルス、ノロウイルスなど
- **寄生虫**……………アニサキスなど

感染性下痢のケアポイント

感染性下痢の多くは数日で軽快しますが、嘔吐を伴うと脱水の危険性が高まります。体力、免疫力が十分でない幼児・高齢者などが、毒素を排出するタイプの菌によって感染性下痢を生じた場合、重篤（じゅうとく）な症状になる危険性があります。

- 口渇（こうかつ）や粘膜の乾燥を注意深く観察し脱水に対してアセスメントする。また、経口摂取が可能であれば少量ずつスポーツドリンクや経口補水液を摂取するよう促す。
- 経口摂取の場合は常温にする。
- 経口摂取不可能は輸液で対応する。
- 感染性下痢は病原体を体外に速やかに排出させるため、止痢薬（しりやく）は避ける。
- 症状改善後も体力の消耗が激しいので、十分な休息をとる必要がある。

感染性下痢を発症している人への対応

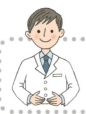

感染性の下痢は感染力が強いものが多いです。二次感染を防ぐためにも、迅速かつ的確な対応をしていきましょう。

✚ 対応方法

感染を拡大させないよう、対策をしっかり行います。

- 看護者はディスポーザブル手袋、エプロン、マスクを着用し、感染者は個室に隔離する。
- 発症した患者さんの病室、ベッド柵、床頭台（しょうとうだい）、使用したトイレ、ドアノブなどは「0.1％次亜塩素ナトリウム」で拭き取り、掃除を行う。
- 汚物や拭き取ったものはビニール袋に密閉する。
- 処理後は手洗いを行う。
- 付き添い者には患者さんが触れた部分の消毒方法について説明を行い、手洗いを指導する。
- 十分に加熱していない食品の持ち込みを禁止する。

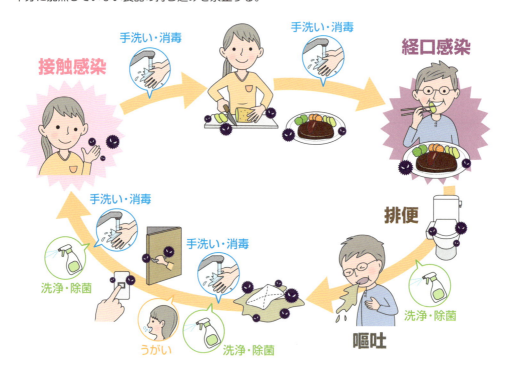

排便障害のアセスメント

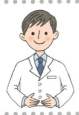

排便障害をアセスメントする際、患者さんを取り巻く様々な要因を評価する必要があります。その要因を知るために**問診**を行い、患者さんから情報を得ます。また、問診を行う際には羞恥心・自尊心に配慮し、安心して話ができる環境を整えてから行います。

問診の進め方

問診によって得られる患者さんの情報から原因を絞り込むことで、的確な診断ができます。
そのため、問診はとても重要になります。

- **主訴**
  どんなことに困っているのか。どのようにしたらいのか。患者の希望を聞くことも必要です。
- **排便状況**
  ふだんのありのままの排便状況について把握します。
- **便失禁の有無**
  発症のきっかけや、症状に困り始めた時期などを確認します。手術などの既往はないか（肛門括約筋の障害）、どのような状況で漏れるのか、量はどの程度かを確認します。
- **肛門の機能について**
  ガス（おなら）を我慢できるか、ガスと便の違いを認識できているか、固形便か液状便かの感覚があるか、肛門の機能について把握します。
- **スキンケア・対処行動について**
  排便後に拭き取りができるか、ウォシュレットを使用しているか確認します。内外肛門括約筋不全では洗浄時の水が直腸内に入り込み、便失禁の原因となっている可能性があります。直腸脱では常に粘膜が露出している状態で、必要以上に洗浄することにより肛門周囲皮膚炎を引き起こすことがあります。また、オムツ、パットの使用も肛門周囲皮膚炎の原因となるため注意します。
- **既往歴について**
  失禁についての治療歴の有無や外科的治療の有無、内服状況、現在治療している内容などの確認をします。また精神疾患や分娩歴についても確認を行います。
- **日常生活について**
  嗜好ではアルコール摂取の有無や飲酒の頻度、量、排便への影響の度合いを確認します。また、排便障害で日常生活に制限が生じていないか問診していきましょう。

- 便が出てもすっきりしない
- 便秘が続いている
- 便の回数が多い
- 便が漏れてしまう
- 下痢が続いている
- おしりに違和感がある

スケールによる便の性状を見てみよう

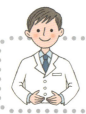

便の形状と硬さを7段階に分類している**ブリストルスケール**です。便秘や下痢を診断する項目として活用されています。

ブリストルスケールによる便性状の分類

消化管の通過時間		便の状態	特徴
非常に遅い（約100時間）↑	❶	コロコロ便	硬くてコロコロした兎糞状の便
	❷	硬い便	短く固まった硬い便
	❸	やや硬い便	水分が少なく表面にひび割れのある便
消化管の通過時間	❹	普通便	表面がなめらかで柔らかいバナナ状の便
	❺	やや柔らかい便	はっきりとしたしわのある柔らかい半固形の便
↓	❻	泥状便	全体が泥のように一体化し境界がない便
非常に早い（約10時間）	❼	水様便	水のような便

排便日誌について

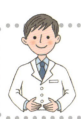
日誌を記録していくことで、排便状況を把握するため重要な情報源として活用できます。また、日誌の分析で便失禁の原因に気付き、実行可能な対処方法を知ることができます。

排便日誌の内容

排便の時刻、回数、性状、量、失禁の有無、薬物の服用などを記録してもらうことで、患者さんの排便パターンや排便障害の種類などがわかります。

(○○××) 様　排便日誌　　p.60 ブリストルスケール参考

月/日	時間	量	性状(タイプ)	下痢等	時間	量	備考	記入者名
○/○	8:00	極少量	①コロコロ		:			
/	:				:			
/	:				:			
/	:				:			
/	:				:			
/	:				:			
/	:				:			
/	:				:			
/	:				:			
/	:				:			
/	:				:			
/	:				:			
/	:				:			
/	:				:			

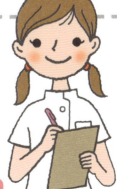
患者さん自身も記録していくことで排便障害などの原因や排便パターンがわかりますね。

新人ナース

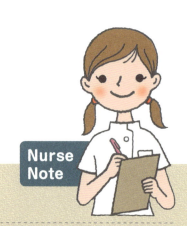

ストーマからの便は？

　ストーマからの排便は、造設された部位によって便の性状が異なります。
　便が肛門に向かって進んでいくと便からの水分が吸収されていくため便が固くなります。そのため、S状結腸に造設されたストーマでは、有形便が排泄されます。一方、回腸の末端を造設したストーマでは、小腸からの内容物がそのまま排泄されるため水様便になります。

- 回腸ストーマ…水様便
- 上行結腸ストーマ…水様便〜泥状便
- 横行結腸ストーマ…泥状便〜軟便
- 下行結腸ストーマ…軟便〜固形便
- S状結腸ストーマ…固形便に近い

排泄の自立について

排泄を自力で行えるよう
患者さんの運動機能や認知度に
合わせた援助を行いましょう。

排泄の自立支援の実際

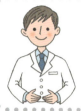

患者さんが持つ能力を活かし、状況に合った用具の選択・環境の調整を行います。排泄を自分で行うことは、人が人らしく生活していくための基本的な行為になります。また周囲の支えが必要となってきますので、本人のやる気を尊重しながら援助を行っていきましょう。

尿意・便意があり、移動・座位は自立できる

　トイレでの排泄が安定して安全に行えるようにするため、排泄動作で補いたい部分に使用できる補助具を選択します。

- **トイレ用の手すり**：座る・立つ行動をする際の筋力低下・バランスの不安定さを補う。
- **便座の改良**　　　：和式便座の場合、洋式の腰掛式にする。便座の高さの改良を行う。
- **洗浄便座**　　　　：洗浄機能の設置で陰部の保清を保つ。
- **片麻痺用ペーパーホルダー**：片手でペーパーを切ることができる。

▼トイレに手すりを取り付ける

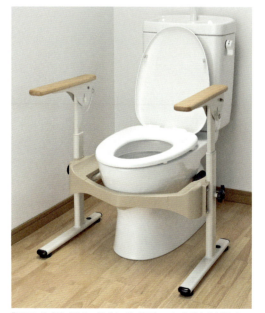

「アロン化成株式会社　洋式トイレ用フレーム S-はねあげR-2 木製ひじ掛けタイプ」

▼片手用ペーパーホルダー

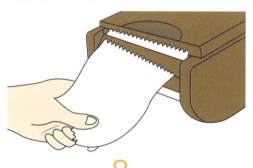

片手でペーパーを切ることができるペーパーホルダー

▼和式便座から洋式便座に取り換える

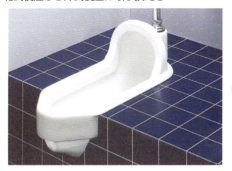

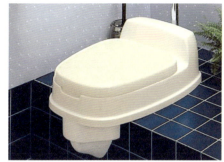

TONBO新輝合成株式会社　洋式便座両用型トイレ

尿意・便意があり、移動・座位が介助で可能

　座位での排泄を目指します。日中は車いすで移動してトイレでの排泄介助を行い、夜間はポータブルトイレを使用することがあります。

- **前方手すり**：跳ね上げ式で便座に座った姿勢を安定し保持する。前かがみの姿勢を保持する。
- **ポータブルトイレ**：在宅で使用の場合などは家具調・ラップ式自動トイレの選択など。
- **尿器**　　　　：座位用しびん・逆流防止弁付き・手持ち式自動吸引収尿器座位用。

▼前方手すり（スライド式）

▼家具調のポータブルトイレ

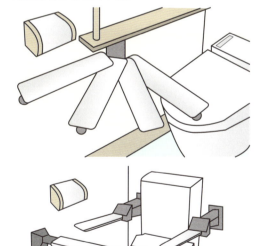

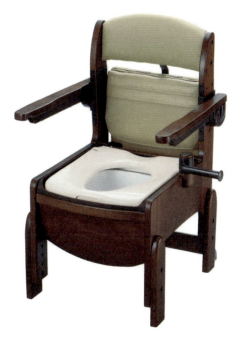

株式会社リッチェル　木製トイレ きらく コンパクト 肘掛跳ね上げ

尿意・便意があり、寝返りができない

　オムツを使用せず補助器具を使用することで、自立度が高まります。座位保持が困難な場合でもギャッチアップ*し、座位に近い姿勢をとりトイレを使用したときに近い体位の工夫を行います。

- **尿器**：逆流防止弁つき・手持ち式自動吸引収尿器
- **便器**：差し込み式便器

尿器

　尿器には男性用と女性用があります。女性用では会陰下部に密着して使用します。臀部を上げないため安静が必要な患者さんに適しています。

▼男性用（左）、女性用（右）

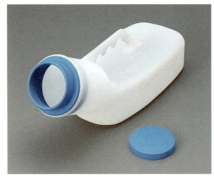 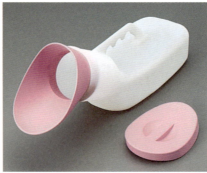

アズワン株式会社
尿器（耐熱性）男性用
女性用／1000mL

尿器の当てかた

▼排尿のみの場合

男性　　　女性

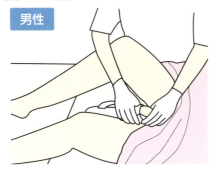 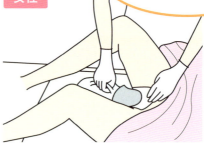

尿が飛び散らないようトイレットペーパーを使用します。

＊**ギャッチアップ**　ベッドを上げるという意味の和製英語。

便意・尿意がない、または失禁、移動・座位は自分でできる

排尿・排便パターンを把握して排泄の誘導を行います（可能であれば排尿日誌などを利用して排尿パターンを把握すると◎）。排便については排便パターンの把握と便の性状の調整によりトイレ誘導での排便の可能性が高まります。

- 排泄パターンの把握：排泄日誌の利用。装着型排尿モニター

▼装着排尿モニター

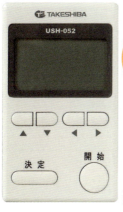

膀胱（ぼうこう）内にある尿の量を一定の感覚で測定していきます。

ユリケア株式会社
ゆりりんUSH-052

▼軽度失禁用パンツ

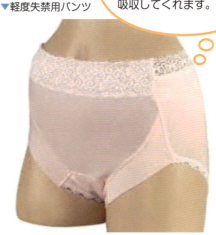

パッド部分が直接縫い付けてあるため、多少の失禁は吸収してくれます。

ティコレクション　くるみ込み吸水パッド 軽失禁ショーツ

尿意・便意がなく（または失禁）、介助で移動・座位が可能

排尿パターンに合わせてトイレ誘導を行い、便座に腰かけて排泄を行います。

- 失禁用のパンツ：使い捨て尿失禁パンツ（紙パンツ）

▼尿取りパッド（使い捨て）

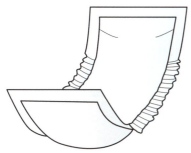

▼使い捨ての紙パンツ

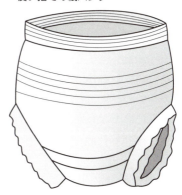

尿意・便意がなく（または失禁）、寝返りができない

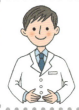
寝たきりの状態で尿意・便意がない場合は**オムツ**使用がほとんどです。オムツ使用時であっても尿・便による陰部（いんぶ）の皮膚汚染は最小限にしていきます。座位に近い姿勢で排泄を行う工夫や、排泄パターンに合わせたオムツ交換を行っていきましょう。

オムツ

材質の違いで布製・紙製があります。排尿量・体格・拘縮（こうしゅく）の状態、介護者の状態に合わせて選択します。

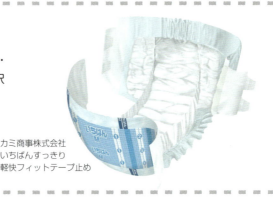

カミ商事株式会社
いちばんすっきり
軽快フィットテープ止め

尿取りパッド

尿失禁の量が多く、長時間使用する場合、紙オムツのみの使用では吸収量に限界があり、尿や便が漏れ出てしまう恐れがあります。そのため、尿取りパッドを重ねて使用していきます。

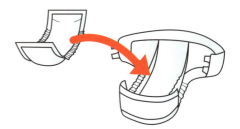

●**紙おむつ使用の注意**
尿漏れや便漏れを防ぎたいがために、紙オムツや尿取りパッドを何枚も重ねて使用してしまうことがありますが、紙オムツの厚みがあればあるほど通気性は失われ、ムレによる皮膚トラブルが発生しやすくなります。

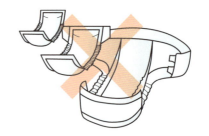

ポータブルトイレの選択

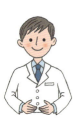

ポータブルトイレはベッドから離れてトイレまで移動できない患者さんや、移動までの動作が不安定な患者さんに使用する持ち運び可能なトイレのことです。材質は様々ありますが、主にプラスチック製、木製、金属製に分かれます。排泄の介助を行うときは、羞恥心や自尊心を尊重することを念頭に置き、患者さんが周囲に気兼ねせずに排泄できる環境作りが大切です。また、座位が保持できる場合は、なるべく車いすを使用しトイレに誘導します。

利用できる患者さん

- 立位や座位によって足の底を床につけ、姿勢の保持ができる。
- トイレまでの移動が負担で、間に合わない。
- トイレまでの移動中に危険が伴う場合に使用する。

ポータブルトイレの種類

ポータブルトイレには様々な種類があります。患者さんの日常生活動作（ADL）に合わせた種類を選択するようにしましょう。

▼手すりなしポータブルトイレ

持ち運びがしやすく低価格タイプです。ただ、手すりがなく軽いため安定性に欠けます。

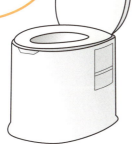

▼プラスチック製ポータブルトイレ

最も標準的なもの。軽いものから、やや重量があるものまであります。

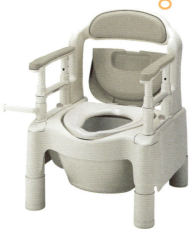

アロン化成株式会社　ポータブルトイレ FX-CP 暖房便座

▼金属製ポータブルトイレ

座面の高さが調整でき、掃除がしやすいです。

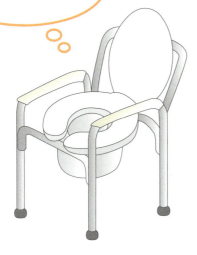

▼家具調ポータブルトイレ

重量があるため安定しています。移動時はアームが可動します。また部屋にも合わせやすいです。

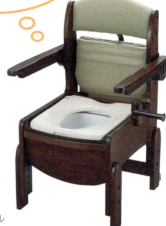

株式会社リッチェル
木製トイレ きらく コンパクト 肘掛跳ね上げ

Nurse Note

排泄時に起こりやすい転倒、転落！

　患者さんの排泄サポートを行うときに注意が必要な転倒、転落。特に高齢の患者さんは、寝たきりの原因になってしまうことが少なくありません。排泄を行う際は、プライバシーの配慮のためにトイレや病室を離れるときがありますが、適宜声がけを行い、そばで見守るよう安全に配慮した援助が必要です。

● 排泄時にありがちな転倒、転落の事例
- スリッパやサンダルなど、かかとのない履物で足元が滑り転倒してしまう。
- ポータブルトイレに移動の際、サイドテーブルに手をつきそのまま転倒。
- 車いすから立ち上がった際、ブレーキを忘れていたために転倒。
- 睡眠導入剤を服用後、ふらつきながらトイレへ行き転倒。
- ベッドからポータブルトイレが離れていたため、移動がうまくできずに転倒。
- 排泄後、急に立ち上がったために起立性低血圧を起こし転倒。
- 認知機能の低下している患者さんがベッド柵を外しトイレで転倒。

排泄に関わる手技

排泄ケアはプライバシーや羞恥心など十分に配慮していく必要があります。
そのため、排泄に関わる手技を的確にスムーズに
行えるようおさらいしていきましょう。

ポータブルトイレの介助方法について

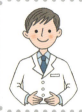
ポータブルトイレで排泄を行うことは、周囲の目や排泄時の音、においなどの羞恥心を伴うため、患者さんにとって心理的な負担が大きいといわれています。座位が保持できる場合は、なるべく車いすを使用しトイレに誘導できるようにしていきましょう。

ポータブルトイレの必要物品

- ポータブルトイレ（患者さんの状態に合わせて選択したもの）
- トイレットペーパー
- ディスポーザブル手袋（介助者）
- おしぼり

ポータブルトイレでの排泄介助の手順

　尿意、便意の訴えには素早く対応し誘導します。患者さんの自尊心を尊重し、自力で行えることは見守りましょう。

❶ カーテンを引き、羞恥心やプライバシーなどに注意する。
❷ 患者さんに端座位になってもらい、かかとのある履物（はきもの）を履いてもらう。
❸ ベッドの高さをポータブルトイレの高さに合わせる（患者さんの足がつかない場合には、行わない）。
❹ 立ち上がりの際、手すりにつかまってもらい下着を下げる。前方への倒れこみを防止するため、前に立ちしっかり支える。
※輸液中はルートの位置確認を行い注意する。

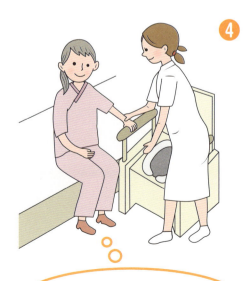

❹

スリッパなどかかとのないものは転倒の危険があります。

❺介助者は患者さんの体幹を支えるように両手を回し、安定した姿勢でそのままトイレに座る。
❻立位が難しい場合は、端座位の状態から患者さんの両足の間に看護者の足を入れて、患者さんの腰に手を回してしっかり引き寄せてからトイレに移乗する。
❼患者さんの手元や近くにトイレットペーパーやナースコールを置き、排泄が終わったら呼んでもらうよう声かけを行い退室する。
❽その場を離れる際、他者の出入りがないよう配慮する。
❾ナースコールが鳴ったら、すぐに訪室する。
❿拭きとれているか確認し、必要があれば再度拭きとりを行う。陰部や臀部が拭けない場合は介助を行う。
⓫手すりにつかまりながら立位になってもらい、下着を上げ、ポータブルトイレの蓋をしめる。
⓬患者さんの前方に立ったまま両手を回し、ベッドへ移乗を行います。
⓭患者さんに手を洗ってもらうか、おしぼりで手を拭いてもらう。
⓮患者さんの体位を整え、ベッド柵を外していた場合、忘れずに戻しておく。
※輸液中は刺入部の確認、ルート確認を行う。
⓯患者さんの排泄物を確認もしくは検査が必要な場合は検体を採取し提出する。
⓰ポータブルトイレを洗浄する。

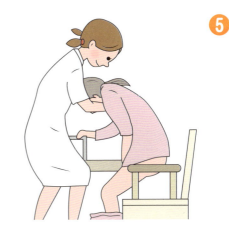
❺

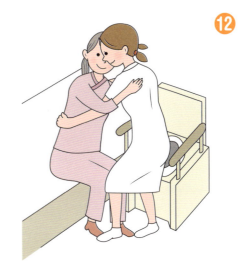
⓬

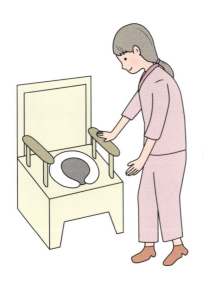

夜間のポータブルトイレの使用は、転倒転落の危険性があるため注意が必要です。

5 排泄に関わる手技

車いすで行うトイレ介助の方法

高齢になると身体能力の低下や疾患などにより、歩行が不安定になることがあります。そのため、トイレまで行くことが難しいとあきらめてしまいがちですが、移動する工夫を行うことでトイレでの排泄を行うことは可能です。生活の質（QOL）やADL（日常生活動作）拡大のためにも手すりや歩行介助、車いすの使用などで介助を行っていきましょう。

➕ 車いすを使用した排泄介助

- 車いすのブレーキがかかっているか確認します。
- ベッドで端座位をとってもらい、かかとのある履物を履いてもらいます。難しい場合は介助を行います。
- 端座位のまま、介助者は患者さんの両足に足を入れ、体を引き寄せて立ち上がります。
- 立位の状態から回転し、体を安定したまま車いすに座ります。

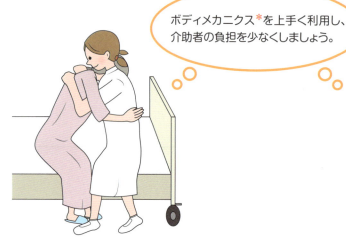
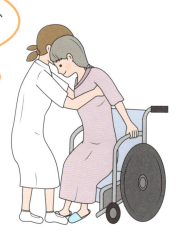

ボディメカニクス＊を上手く利用し、介助者の負担を少なくしましょう。

※輸液中の場合はルートの確認を行います。
- 姿勢を整えて、トイレに移動します。
- 麻痺がある場合は、健側（けんそく）＊に便座が来るように配置します。
- 便座と車いすが直角になるようにします。

＊**ボディメカニクス**　身体の動きのしくみ（身体力学）を利用した介護技術のこと。
＊**健側**　障害のない側のこと。逆に、障害のある側を**患側**（かんそく）という。

トイレ誘導の実際

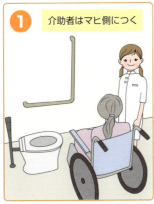

❶ 介助者はマヒ側につく

麻痺がある場合、介助者は患者さんの麻痺側に立つ。

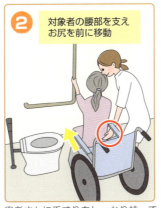

❷ 対象者の腰部を支えお尻を前に移動

患者さんに手すりをしっかり持ってもらい、介助者は腰部を支えながら臀部を前方に移動する。

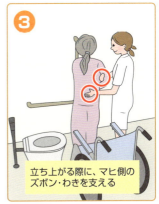

❸ 立ち上がる際に、マヒ側のズボン・わきを支える

立ち上がりの際は、上肢や腰部を支え麻痺側の介助に努める。

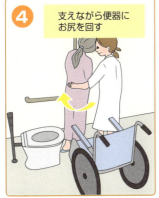

❹ 支えながら便器にお尻を回す

そのまま便器の方向へ臀部が向くよう回転する。

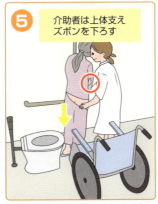

❺ 介助者は上体支えズボンを下ろす

健側の上肢で手すりをしっかり持ってもらい、介助者は患者さんの下着を下ろす。

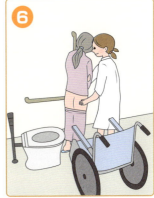

❻

立位が安定していることを確認しながら、そのまま便器に座れるよう調整する。

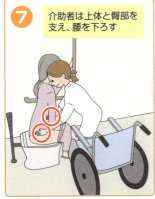

❼ 介助者は上体と臀部を支え、腰を下ろす

患者さんの上肢と腰部を支えながら、もしくは患者さんの体幹を支えるために両手を回し、安定した状態で便座に座ってもらう。

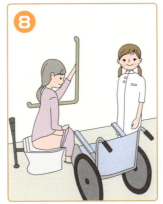

❽

ナースコールやトイレットペーパーの位置を知らせて、車いすを離すかあるいは、トイレの外に出しておく（患者さんのそばにあると、排泄後に1人で移動し転倒の恐れがあるため）。
排泄後は拭きとりができているか確認し、必要であればウォシュレットで洗い流す。

床上排泄の介助
しょうじょう

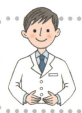
治療を行う上での制限や身体機能の低下などによって排泄をベッド上で行う場合、患者さんの自尊心や尊厳を傷つけないよう配慮していく必要があります。また、羞恥心が強いためプライバシーにも気をつけていきましょう。

床上排泄の目的

安全・安楽に行えるよう援助していく。
必要物品や援助について理解していく。

床上排泄の必要物品

- 尿器　　・便器　　・防水シーツ　　・ディスポーザブル手袋　　・トイレットペーパー
- タオルケット　　・おしぼり（ウエットティッシュ）　　・消臭剤（必要に応じて）

床上排泄の準備

- カーテンを閉め、排泄中に人が入ってこないようプライバシーを配慮する。
- リネンなどの汚染予防として防水シーツを使用する。
- 余計な肌の露出を避け、タオルケットなどを使用し羞恥心に配慮していく。
- 室温を調整する。

※尿量測定や蓄尿、検体採取が必要な場合はティッシュペーパーが入らないように注意する。

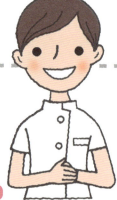

床上で排泄を行うことは精神的な負担が大きく、水分制限してなるべく排泄しないように我慢する患者さんが多いです。排泄がしやすい環境を整え、我慢しないよう患者さんにきちんと伝えていくことが大切です。

先輩ナース

床上排泄の手順（便器の挿入）

患者さんが安全、安楽に行えるよう援助のポイントをおさえていきましょう。

●腰部を挙上できる場合

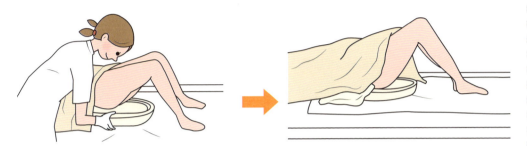

事前に便器の中にティッシュペーパーを敷いておく。

患者さんの膝を立ててもらい、片手で尾骨を確認しながら便器を挿入する。不必要な露出を避け、タオルケットを使用する。

●腰部を挙上できない場合

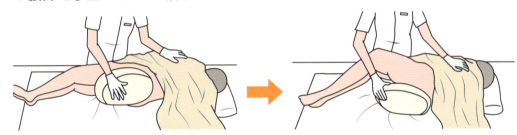

患者さんに側臥位になってもらい、尾骨の部分を確認しながら便器をあてる。

臀部と便器の位置がずれていると、排泄物が背面に流れてしまうことがあるため注意が必要。

●女性の場合

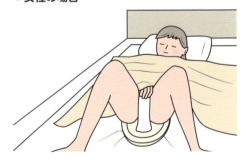

　尿の飛散を防止するために、トイレットペーパーを細く折り恥骨上部にあてる。
　尿を含むとすぐに切れて落ちてしまうため、厚めに折りたたんでおく。

- 排泄中はナースコールを手元に置き、終了したら知らせてくれるよう声掛けを行う。

●男性の場合
尿器を一緒にあてておく。

排泄後のケアについて

　排泄後はすみやかに尿便器を片付け、羞恥心に配慮します。

- 排便の場合、残便感の有無や排泄物の性状、量、陰部、肛門部の観察も一緒に行う。
- 必要に応じて、微温湯で洗い流し清潔を保つ。
- 便器、尿器のフタをしめる。
- 処置用シーツを取りのぞき、寝衣を整える。
- 排泄後の手洗いは生活習慣の一つであることを理解し、手浴(しゅよく)もしくは、おしぼりなどで手を清潔に保つ。
- 必要に応じて、消臭剤や換気を行う(窓を開けた場合は閉め忘れに注意する)。

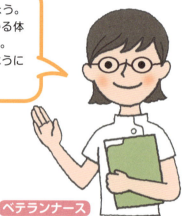

看護者はボディメカニクスを活用しましょう。たとえ小さな動作でも何回も負担のかかる体勢で行うことで、身体を痛めてしまいます。できれば看護者2人で行い、無理のないように介助します。

ベテランナース

紙オムツでの介助方法

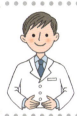

紙オムツは衣類やリネン類などを汚染することなく排泄できますが、安易に紙オムツを使用することは、患者さんの生活の質（QOL）や日常生活動作（ADL）の低下、意欲や尊厳を失い、生きていくことへの失望につながりかねません。紙オムツを選択する前にしっかり見極めていくことが重要です。

適用する患者さん

- 治療に伴い、ポータブルトイレや尿器、便器の使用が困難な患者さん。
- 活動に制限があり、排尿、排便障害の患者さん。

紙オムツ介助の準備

- 紙オムツと尿取りパッド
- 必要に応じて清拭用のタオル
- トイレットペーパー
- ディスポーザブル手袋
- ディスポーザブルエプロン
- マスク
- 汚物用のビニール袋
- 洗浄するための物品など

紙オムツ介助の手順

- 患者さんに紙オムツの交換を行うことを説明し、了承を得てから実施していきましょう。

❶ カーテンを閉めて羞恥心やプライバシーの保護に努める。
❷ 介助者の腰を痛めないよう、ベッドの高さを調整する。
❸ 排泄物による汚染を最小限にし、介助が行いやすいよう毛布や枕などは足元にまとめる。
❹ 看護者はディスポーザブルエプロン、手袋を装着し準備する。

❺患者さんのズボンを脱がせ、オムツのテープを外して広げる。

> 交換する新しいオムツを準備しておきます。その際、尿取りパッドも重ねておきましょう。

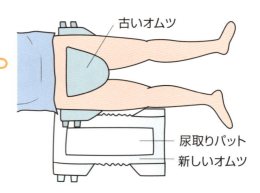

❻患者さんに側臥位になってもらい、汚染した尿取りパッドを外しビニール袋へ入れる。
❼患者さんの陰部、臀部を清拭し、乾いたタオルで水分を拭きとる。この際、自力で体位変換できない場合、2人1組になって介助を行う。

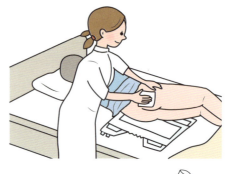

❽排便などによって汚染がある場合は、陰部洗浄を行う（基本的には1日1回は陰部洗浄を行う）。

> 汚染がそのまま残っていると、細菌が尿路へ入り込んで膀胱炎や尿道炎などの細菌感染症を引き起こしてしまう恐れがあります。

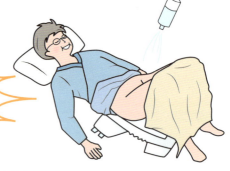

❾陰部洗浄や清拭を行った後は、患者さんの両膝を立てて横に向ける。汚染しているオムツを内側になるよう丸め込み体の下にいれる。

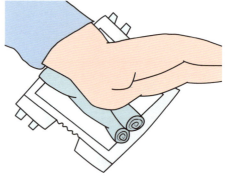

❿患者さんの体を反対向きにして、汚染したオムツを取り出す。

> 汚染したオムツを捨てるときに、手袋も一緒に捨て新しい手袋に変えます。

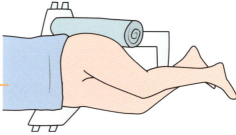

⓫そのまま準備しておいた新しいオムツと尿取り
パッドをセットし、体の下にいれる。
※側臥位になっている際に、皮膚の状態や、褥瘡
の有無などの観察を行う。必要によっては、軟
膏や保湿剤の塗布を行う。

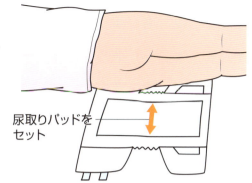
尿取りパッドをセット

⓬患者さんを仰臥位にし、尿取りパッドとオムツ
の位置を確認する。

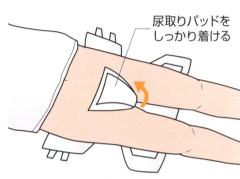
尿取りパッドをしっかり着ける

⓭男性の場合、尿取りパッドは漏斗状に巻き、陰
部を包むようにする。

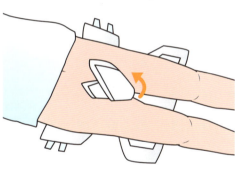

⓮オムツの中心線と体の中心線が同じになるよう
にして、オムツをあてる。きつすぎないか、緩
すぎないか確認を行いながらテープで止める。

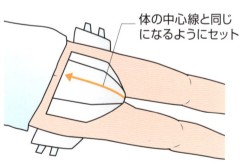
体の中心線と同じになるようにセット

⓯オムツの交換が終わったら、寝衣を整えリネン
類を元に戻しシーツのしわなども確認する。患
者さんにはおしぼりやウエットティッシュを渡
して拭いてもらう。

オムツ交換時の注意点

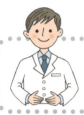

オムツ交換を行う際、様々なことに注意し観察していく必要があります。下記の注意事項を参考に実施していきましょう。

尿路感染症のおそれ

オムツの場合、排便が尿道近くに、もしくは尿道口に触れてしまうことがあります。便には細菌がたくさんいるため、その細菌が尿道口から入り込むと**尿路感染症**を引き起こしてしまいます。また、排便時の拭きとりは臀部側から尿道側に拭かないよう注意しましょう。

汚染されている場合には陰部洗浄を行います。ただし、1日に何度も陰部洗浄を行うと、皮膚にある皮脂を過剰に取り、皮膚をこする刺激によって肌トラブルが起こりやすくなります。

皮膚状態の観察を行う

オムツを使用する患者さんは、汗や尿の水分により高温多湿な状態にあります。そのため皮膚がふやけて皮膚トラブルを引き起こしやすくなります。オムツ交換時には、皮膚の状態を観察し予防することが必要です。

声掛けを行う

オムツ交換を行うとき、急に毛布をはいだり、オムツを外したりしてはいけません。「これからオムツを交換しますね」「横向きになります」など声をかけてから実施しましょう。

羞恥心や苦痛を与えないよう介助を行う

患者さんは排泄物が出て申し訳ない気持ちをもっています。そのためナースコールを押すことを躊躇してしまいがちです。オムツ交換時に「いつでも呼んでください」と声をかけ、安心してもらえるよう介助を行いましょう。

高齢者の場合、一度オムツを装着してしまうとその後も継続してしまうことが多くあります。患者さんの状態を観察すると共に、トイレ誘導を行ったり、ベッドサイドにポータブルトイレを設置したりするなど、オムツを外していけるような介助が必要です。

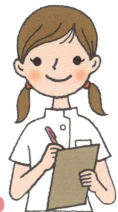

新人ナース

---

column

気を付けたいトイレ介助の注意点

トイレ介助が必要な患者さんへの配慮として、以下の注意点を見てみましょう。

・**患者さんの自尊心を傷付けないよう配慮する**

　排泄物を見られることは、患者さんにとって大きな苦痛であり、羞恥心を伴う行為です。また、介助を行う側の何気ない態度や言葉で傷ついてしまうこともあるため、声掛けや態度には十分注意することが必要です。

・**転倒転落に注意**

　誘導後にトイレや室内のポータブルトイレに患者さんを置いたまま離れてしまったり、介助を中途半端にしたりすることで転倒・転落してしまう患者さんは少なくありません。特に座位が安定しない患者さんや歩行が十分でない患者さんの場合は、プライバシーを配慮しつつ近くで見守ります。

・**手を出し過ぎない**

　時間がないからといってすべて介助を行うことは避けます。なるべく自力で行えるよう、トイレの手すりや介助者の支えを利用しながら排泄動作を行ってもらえるよう工夫します。

　また、尿漏れやトイレに間に合わないことを理由に紙オムツを安易に使用することも避けます。

導尿について

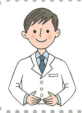

導尿とは、尿道口から膀胱内へカテーテルを挿入し、尿を排出させる方法です。尿道口からの感染を防ぐために無菌操作で行う必要があります。導尿方法は男性と女性で違いがあるため、それぞれの構造を理解したうえで行っていきましょう。

導尿の目的

導尿は自然排尿の代わりに膀胱内に溜まった尿を無菌的操作で排出します。

- 尿閉などの排尿障害など
- 検査のための無菌採尿
- 膀胱内への薬剤注入
- 術前処置
- 術後の創部の安静と汚染防止のための処置

導尿の必要物品

滅菌手袋、消毒用綿球もしくは消毒セット（綿球3〜4個）、局所麻酔用ゼリーまたは潤滑剤、ネラトンカテーテル12Fr〜16Fr、尿器、処置用シーツ、滅菌ガーゼ、バスタオルや毛布、膿盆、検体容器、ディスポーザブルエプロン、マスク。

※表面麻酔剤のリドカイン塩酸塩ゼリー（キシロカイン®ゼリー2%）に対して過敏症の既往歴がある患者さんには使用しない。

導尿の手順

1. 導尿を行うことを患者さんに説明し同意を得る。
2. カーテンを閉め、羞恥心に配慮しプライバシーの保護に努める。また室温の確認を行う。
3. 導尿しやすいようベッドの高さを調整する。
4. パジャマのズボン、下着を脱いでもらい上衣の裾は臍部(さいぶ)上まで上げておく。
5. 不必要な露出をしないよう患者さんにバスタオルをかけ、リネン類が汚染しないよう腰部の下に処置用シーツを敷く。
6. 患者さんには仰臥位になって両膝を曲げ開いてもらう（恥骨部から陰部がよく見えるようにする）。難しい場合は、ひざ下に枕などを入れ安楽な姿勢で行えるようにする。
7. あらかじめ滅菌ガーゼに潤滑剤をとり、カテーテルの先端に付けられるよう準備しておく。その際、カテーテルが不潔にならないよう注意する。
8. 看護者は手指消毒を行い、滅菌手袋を装着する。

滅菌手袋の装着方法

1. 手洗い後、滅菌手袋を開封する。

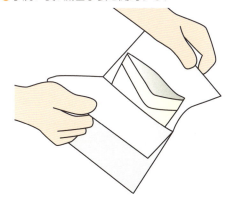
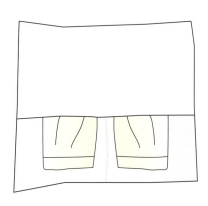

2. 折り返し部分を手でつまみながら片手を入れる（触れていいのは折り返し部分のみ）

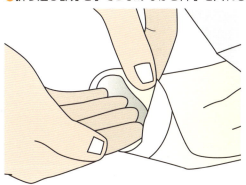
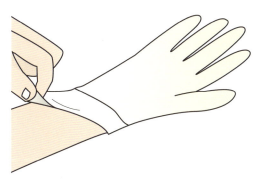

❸折り返し部分の内側に手を入れ、すくいあげる。指先を使いながら折り返し部分を伸ばす。

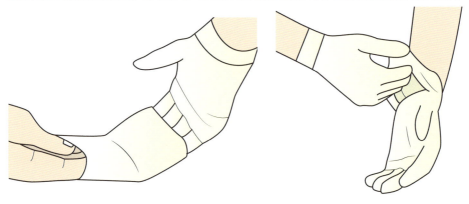

❹不潔にならないよう、折り返し部分を伸ばしたら指を交差させぴったりとはめる。

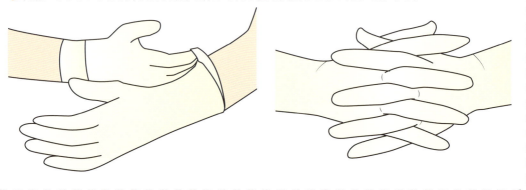

手が湿っていると手袋が装着しにくいので、手洗い後は完全に手を乾かしましょう。

ベテランナース

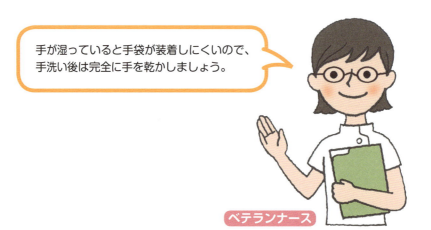

導尿準備の実際

手袋装着後に準備するものがないよう事前に確認をしていきましょう。

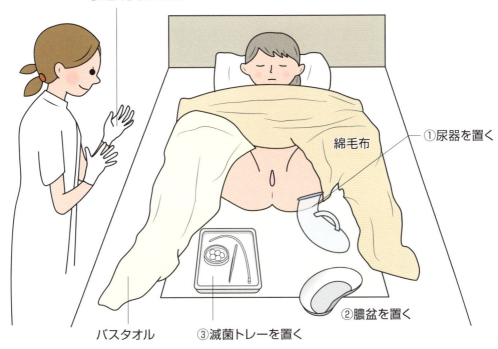

④滅菌手袋を着用
①尿器を置く
綿毛布
②膿盆を置く
③滅菌トレーを置く
バスタオル

❶滅菌手袋を装着し患者さんにこれから処置していくことを伝える。
❷バスタオルや毛布などで不必要な露出を控える。

▼女性の消毒方法　　　　　　　　　　　▼男性の消毒方法

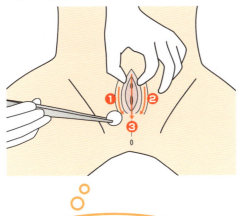
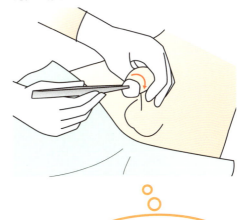

消毒は尿道口（にょうどうこう）から膣に向かって一方向に行い、その都度、消毒綿球は交換する。

亀頭部を露出させてから、尿道口を中心に円を描くように消毒する。

●カテーテルの挿入方法

▼女性の挿入方法

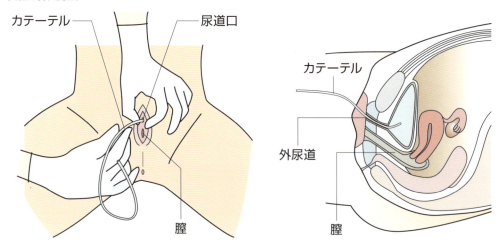

腹圧がかからないよう、患者さんに口呼吸をしてもらう。利き手と反対側の手で陰唇を開き、利き手でカテーテルを持ち尿道口から約4～5cm挿入する。膣へ間違って挿入してしまった場合、新しいカテーテルを使用し、同じ手順で再度行う。

※女性の尿道は男性に比べて短く約4cmといわれている。それ以上に挿入してしまうと、膀胱内の粘膜を傷つけてしまう恐れがある。

▼男性の挿入方法

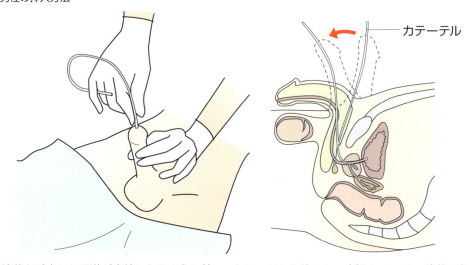

陰茎を垂直にし尿道が直線になるように持つ。カテーテルを約15cm挿入していき、陰茎の角度を60度に傾けさらに約5cmほど進める。

- 尿の排出が確認できたら、カテーテルが抜けないようしっかり把持し、カテーテル末端口に流出した尿がつかないよう尿器に入れる。
- 尿の流出が減ってきたら、残尿がないよう恥骨上部を軽く圧迫する。
- カテーテルを静かに抜去し膿盆に置く。
- 下着や寝衣を整える。
- 検査が必要な場合は提出し、時刻、尿量、尿の性状などを観察し記録する。

滅菌手袋の外し方

処置を終えたら滅菌手袋を外します。

❶ 片手で手袋の外側をつまんで裏返しにし、引っ張る。

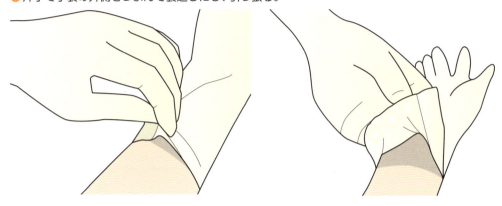

❷ そのまま引っ張りながら丸め、外した手袋は手袋をしている片手で持つ。

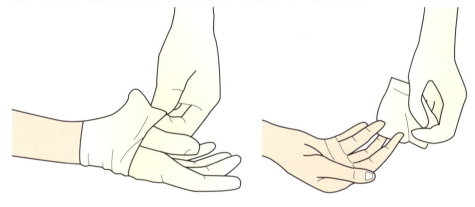

❸ 最後に手袋の内側に外した方の片手を入れて、引っ張りながら外す。手袋の表面を触らないように行う。

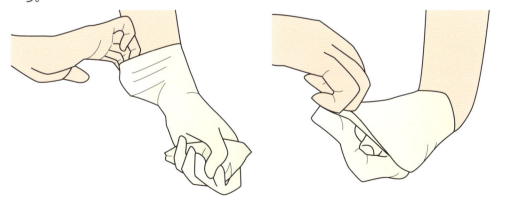

清潔操作、滅菌物の受け渡し方

　介助を行う場合、清潔操作が正確に行えるようにしていきます。カテーテルの挿入時は細菌が一緒に入り込んでしまうことにより尿路感染を引き起こすことがあります。そのため、感染を徹底的に防ぐために正しい操作方法を学びましょう。

❶清潔区域を作るため、滅菌物を置く場所の消毒を行う。

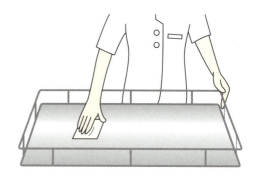

❷鑷子（ピンセット）操作は腰よりも上で行う。
　鑷子の上部を持つ。先端部分を上に向けないように取り出す。

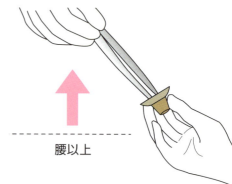

腰以上

▶ダメな例
先端を上に向けない。

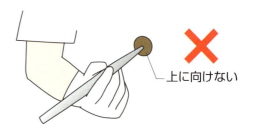

上に向けない

●受け渡す場合
　相手の鑷子には触れないようにする。渡す側は綿球の上部をつまんで渡す。

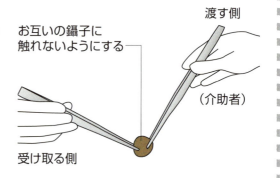

お互いの鑷子に
触れないようにする

渡す側

（介助者）

受け取る側

膀胱留置カテーテルについて

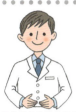

膀胱留置カテーテルは、膀胱内にカテーテルを入れ留置することにより尿を持続的に排出することができます。ですが、長期間の挿入によって尿道損傷や尿路感染などの合併症も少なくないため、できる限り早期の抜去を目指していく必要があります。

膀胱留置カテーテルの適応

- 厳密に尿量の測定を行いたい患者さん。重症・手術後など。
- 尿による汚染を防止したい場合。褥瘡（じょくそう）などの汚染・刺激防止、陰部の手術など。
- 尿閉など尿路に通過障害がある場合。

膀胱留置カテーテルの必要物品

膀胱カテーテル留置セット、固定用テープ、ビニール袋、ディスポーザブルエプロン、マスク、バスタオルや毛布

カテーテルの種類

男性患者さんの場合、前立腺肥大により尿道狭窄（にょうどうきょうさく）がある場合は「チーマンカテーテル」を選択します。

▼チーマンバルーンカテーテル 　　▼フォーリーバルーンカテーテル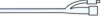

 先端が曲がっている。男性で尿道狭窄のある患者さんに使用される。

 成人で最も多く使用される。

膀胱留置カテーテルの準備

- 導尿を行うことを患者さんに説明し同意を得る。
- カーテンを閉め、羞恥心に配慮しプライバシーの保護に努める。
- パジャマのズボン、下着を脱いでもらい上衣の裾は臍部上まで上げておく。
- 患者さんにバスタオルをかけ、リネン類が汚染しないよう腰部の下に処置用シーツを敷く。
- 患者さんには仰臥位になって両膝を曲げ開いてもらう（恥骨部から陰部がよく見えるようにする）。難しい場合は、ひざ下に枕などを入れ安楽な姿勢で行えるようにする。

膀胱留置カテーテル治療の手順

▼膀胱留置カテーテルセット

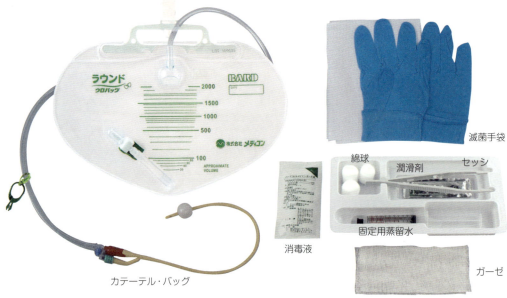

❶手指の消毒後、カテーテルセットを開封し滅菌手袋を装着する。
❷排液口のクランプを確認する。

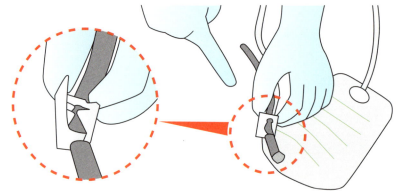

❸バルーンに蒸留水を注入し、漏れがなくバルーンの膨らみに問題ないか確認する。

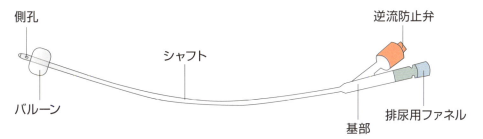

❹トレーにある綿球に消毒液をかける。
❺潤滑剤を空いているトレーに入れる。

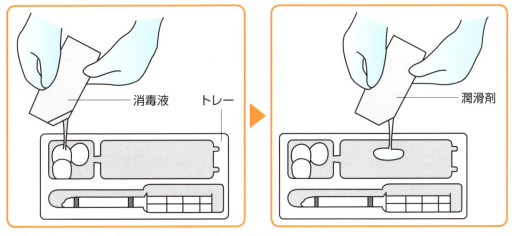

※消毒、カテーテルの挿入方法は「一時的導尿」に準じる。

❻尿の排出を確認できたら、さらに約2cmカテーテルを進める。
❼カテーテルを固定するために、バルーンに蒸留水をゆっくり注入していき膨らませる。その際、蒸留水を入れているシリンジに抵抗を感じたり、患者さんが痛がったりしたらただちに中止する（バルーンが尿道の途中で膨らんでいる可能性がある）。

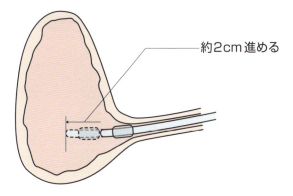

❽バルーンが抜けないことを確認するために軽くカテーテルを引き、その後、1～2cm挿入しテープで固定する。

テープの固定方法

女性は大腿部の内側、男性は陰茎を上に向けて下腹部にカテーテルを固定する（陰茎・陰嚢の圧迫による潰瘍形成・裂傷を防ぐ固定を行う）。固定の際テープは土台をまず貼り、その上からカテーテルを包み込むように貼る。（Ωのようなかたちに貼る）

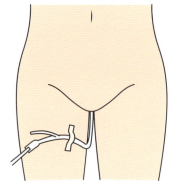

女性のテープ固定　大腿部固定

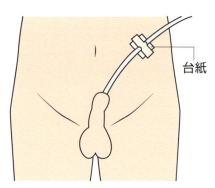

男性のテープ固定　下腹部固定

患者さんの状態を観察する

膀胱留置カテーテル挿入後の観察ポイントは、以下のとおりです。

- 痛みや違和感の有無
- 尿漏れの有無
- 尿の性状、尿量
- 採尿バッグの位置

採尿バッグの固定をする。尿が逆流しないようにバッグは膀胱より低く、床につかない位置で固定します。

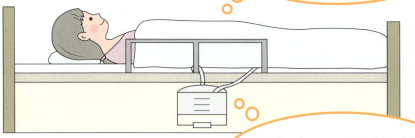

採尿バッグの正しい設置位置の例です。
- 膀胱よりも下に置く。
- チューブが低く、たるみがない。

- 患者の寝具、寝衣を整えて、後片付けを行う。

採尿バッグの悪い設定位置

採尿バッグの悪い設置例は、以下のとおりです。

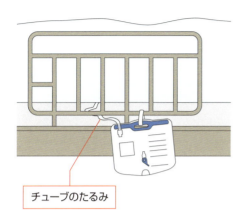

チューブのたるみ

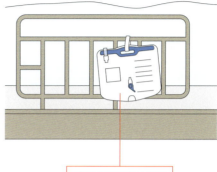

膀胱よりも高い位置

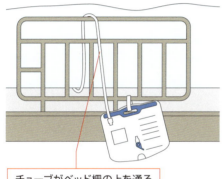

チューブがベッド柵の上を通る

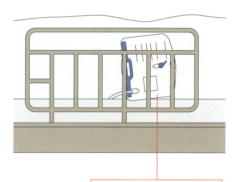

床やベッドにそのまま置く

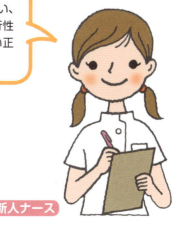

採尿バッグを膀胱より高くしてしまうと、カテーテル内にある尿が逆流してしまい、スムーズな排尿ができません。また、逆行性感染になりやすいため、膀胱よりも低い正しい位置で固定しましょう。

新人ナース

膀胱留置カテーテル抜去の手順

●必要物品
処置用シーツ、ディスポーザブル手袋、シリンジ、ディスポーザブルエプロン、ペーパー、廃棄用の袋

- 抜去前に、カテーテルの中に残る尿を採尿バッグに誘導する。感染予防に留意する。
- 蒸留水注入口にシリンジを差し、蒸留水を抜く。圧力で自然に蒸留水が抜けたあと、シリンジを引き陰圧をかけて最後まで蒸留水を抜き切る。

▼持続的導入（男性）

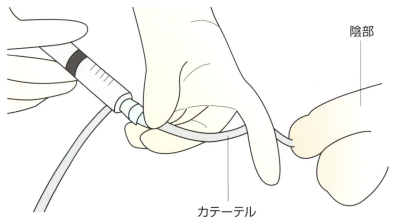

バルーン内の固定水を抜く

- 陰部にペーパーを当て、カテーテルを抜く。抜去時の尿汚染に注意する。
- 片付けを行い、患者の寝具・寝衣を整える。

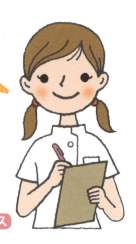

膀胱留置カテーテルを挿入することで長期間の留置になってしまい、そのことをきっかけに体動がうまくできずADL（日常生活動作）が低下してしまう例が多くあります。

新人ナース

膀胱留置カテーテルによる合併症とは

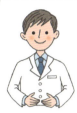
尿道カテーテル留置による合併症には、尿路感染症・膀胱萎縮（いしゅく）・尿管結石などがあり、抜去後も尿閉や頻尿の症状が出現することがあります。長期間の留置は細菌の繁殖が生じるため早期に抜去できるかアセスメントする必要があります。状態により長期間の留置が必要な場合は、定期的にカテーテル交換を行い合併症の予防をしていきましょう。

✚ カテーテル挿入時の感染経路

膀胱留置カテーテルを挿入したことによる主な感染リスクを見ていきましょう。

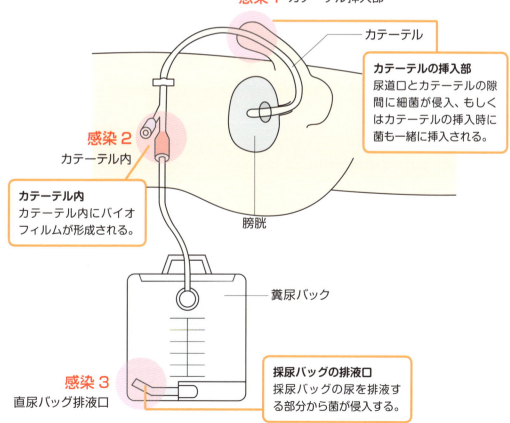

感染1　カテーテル挿入部

カテーテル

カテーテルの挿入部
尿道口とカテーテルの隙間に細菌が侵入、もしくはカテーテルの挿入時に菌も一緒に挿入される。

感染2
カテーテル内

カテーテル内
カテーテル内にバイオフィルムが形成される。

膀胱

蓄尿バック

感染3
蓄尿バッグ排液口

採尿バッグの排液口
採尿バッグの尿を排液する部分から菌が侵入する。

5 排泄に関わる手技

97

尿路感染以外の合併症について

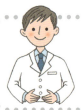

膀胱留置カテーテルが長期間挿入されることにより、様々な合併症が出現します。そのため合併症の早期発見、早期対応が行えるよう患者さんの状態を観察していきましょう。

起こりやすい合併症

●尿路結石
膀胱留置カテーテルを長期間留置しておくことで、カテーテルの周辺に尿中の物質が結晶化し結石が形成されることがあります。また尿路感染時は尿がアルカリ性になり結石ができやすくなります。

●尿道損傷
カテーテル挿入時に尿道でバルーンを膨らませたり、無理に挿入したりすることで尿道が損傷し炎症が起こります。

●尿道狭窄
尿道損傷後によって、尿道に亀裂や断裂が生じた後、治る過程で瘢痕化し尿道の狭窄が生じます。

●膀胱刺激症状による尿漏れ
カテーテルやバルーンなどによる尿道や膀胱粘膜への刺激、尿路感染が原因となります。膀胱の無抑制収縮を誘発することでカテーテル周辺から尿漏れが生じます。

●膀胱萎縮
膀胱萎縮は膀胱関連の疾患（膀胱結核や間質性膀胱など）や、放射線治療の影響で起こります。長期間のカテーテル留置でも膀胱容量の縮小がみられます。

膀胱留置カテーテルは長期間の留置によって、生活機能が低下するだけでなく、様々な合併症があります。なるべく自立に向けた排泄介助が行えるよう援助を行っていきましょう。

先輩ナース

尿道カテーテル留置中の管理と合併症予防

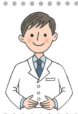
尿道カテーテル留置の際には、尿路感染症などの発生予防に努める必要があります。カテーテルや採尿バッグは定期交換を行いますが、その時期は個人に合わせて決めていきます。また、カテーテルが詰まっている（閉塞）様子が見られるときはすぐに交換を行いましょう。

✚ 合併症予防のための注意点

合併症予防として、以下の項目を参考に実行していきましょう。

●カテーテル挿入部の清潔保持

外尿道口や亀頭部の消毒を毎日する必要はありませんが、陰部洗浄やシャワー浴などのケアは毎日行い、清潔の保持を行いましょう。

●カテーテルの交換

閉塞や尿の混濁、流出不能などによって交換時期は個人差があります。カテーテル交換によって粘膜の損傷や膀胱に細菌を押し込む危険性があり、尿路感染症発生リスクも高いためむやみに交換することは避けましょう。長期間留置の場合は、1回／月程度など交換を予定し、あくまでも原則に従います。

●水分補給

特に水分摂取制限がない場合には、1日当たり1,000mL以上の尿量が得られるようにしていくように援助していきます。水分補給は尿流を保ち、尿路感染症予防や結石予防につながります。

●カテーテルの固定

尿道に圧力がかからないように固定します。少しゆるみを持たせて適切な場所に固定することで皮膚のトラブルが起こりにくくなります。テープの固定位置は毎日交換し、固定する場所を変えていきましょう。

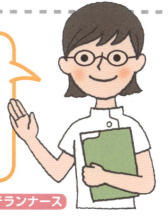

以前は、膀胱留置カテーテルを長期間行っている患者さんに**膀胱洗浄**を行っていましたが、『カテーテル関連尿路感染（CAUTI）の予防のためのCDCガイドライン』や『泌尿器科領域における感染制御ガイドライン』（日本泌尿器科学会）では、きちんとしたエビデンスがないため、カテーテルの閉塞が予測されない限り膀胱洗浄は推奨しないとされています。

ベテランナース

自己導尿(間歇導尿)

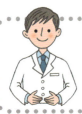

自己導尿とは患者さん自身が尿を排出するため、尿道から膀胱内に細い管(カテーテル)を挿入する導尿法です。一定時間ごとに膀胱内に溜まった尿を排出するため、自己導尿管理を正しく指導していく必要があります。

自己導尿の適応

自己導尿が必要となる主な疾患は、以下のとおりです。

- 前立腺肥大症や膀胱の疾患など
- 骨盤内の手術によって神経が損傷している
- 糖尿病や脳血管障害など
- 脊髄損傷によるもの

自己導尿のメリット

- 腎臓、膀胱機能を改善する
- 尿路感染予防
- オムツやカテーテルなどが不要になり、ADL(日常生活動作)の拡大、QOL(生活の質)の向上につながる
- 頻尿や失禁の改善

自己導尿の指導について

患者さん自身で正確に行えるよう、入院時から在宅まで継続した管理が必要になってきます。そのため正しい知識と技術を身に付けられるよう指導を行い、サポートしていくことが大切です。また、本人だけでなく家族の協力が得られるよう指導します。

自己導尿の必要物品

自己導尿カテーテル、清浄綿、潤滑剤

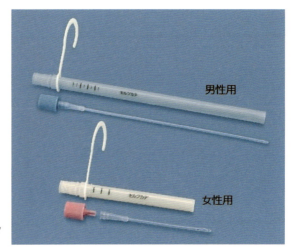

写真提供：富士システムズ株式会社　自己導尿カテーテル
シリコン製 男性用・女性用（簡単キャップ）12Fr

自己導尿の手順

❶ 石鹸で手洗いを行う。
❷ 衣服、下着を下げて導尿しやすい姿勢をとる。
❸ 尿道口を清浄綿で拭く。

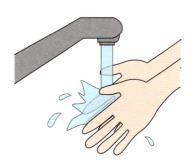

❹ カテーテルの先端に潤滑剤を塗布する。
❺ カテーテルをゆっくり尿道口から挿入していく。
  ・男性は、約15〜20cmほど挿入すると尿が出るので、さらに約1〜2cm進め排尿する。

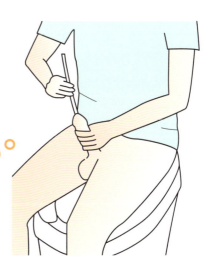

男性の場合は陰茎を垂直に持つ。

- 女性はカテーテルを約4cm挿入し尿の排出が確認できたら、さらに約1～2cm進め排尿を行う。

❻排尿を出し切ったら、ゆっくりとカテーテルを抜去する。
❼使用したカテーテルは破棄する。

> 女性の場合は、利き手とは反対側の手で陰部を開き、上から下に向かって清浄綿で一方向に拭く。

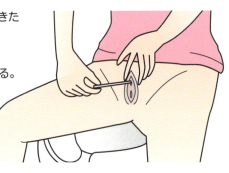

自己導尿のトラブルや合併症について

患者さんには、起きやすいトラブルについて事前に指導を行います。

●尿路感染
尿道から菌が入り、尿道炎、膀胱炎、さらには発熱を伴う腎盂腎炎を引き起こします。

●腎機能の低下
感染が悪化した場合、腎機能障害を引き起こす可能性があります。

●失禁
自己導尿の時間設定や回数などに問題、もしくは膀胱の収縮などが原因となって起こします。

●カテーテル挿入時の痛みや出血
尿道が損傷して引き起こしている可能性が高いです。カテーテルを挿入するときは、潤滑剤を多めに塗布したり、水分を多めに摂取して排尿を多く流したり促す必要があります。

column
おしっこが紫色に!?

　採尿バッグが紫色に変色することがあります。これは「**紫色尿バッグ症候群**」と呼ばれ、尿路感染に加え、便秘が生じているときに発生します。便秘によって腸内細菌が異常に繁殖すると腸内のトリプトファンが腸内細菌に分解されます。その後は肝臓を経由し、尿中に排出される間に変化が起こりこのような色になるそうです。もし、紫色の尿を発見した場合は尿路感染と便秘を疑い、対応しましょう。

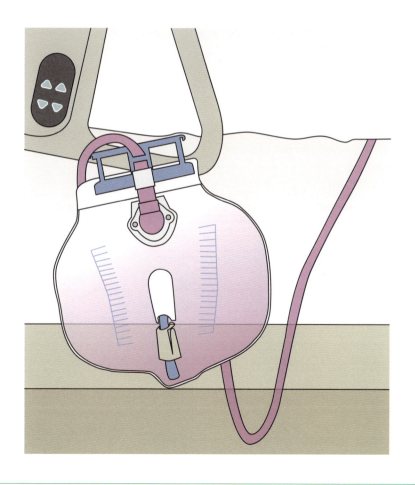

浣腸について(グリセリン浣腸)

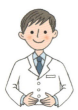
浣腸は、直腸に浣腸液を注入し排便を促していく方法です。通常の排泄とは異なるため、患者さんは苦痛を伴います。また適切な使用方法を誤ると重大な事故につながることがあります。そのため、患者さんの全身状態を観察したうえで正確に実施することが大切です。羞恥心や自尊心などにも配慮をしながら介助を行っていきましょう。

グリセリン浣腸の適応

- 薬物療法を行っても排便が困難な場合、また、腹部膨満感などの症状を和らげるため。
- 手術前や検査などの前処置として結腸、直腸内を空にしておく必要がある場合。

グリセリン浣腸の必要物品

医師から指示された浣腸液(60ml、120ml)、潤滑剤、ガーゼ、トイレットペーパー、防水シーツ、ゴミ袋、バスタオル

▼グリセリン浣腸
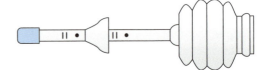

グリセリン浣腸の手順

❶人肌程度にグリセリン浣腸を温める。40度で粘膜損傷の危険性があるため冷たいと感じない程度の人肌とする(37.5〜38度)。
❷患者さんに浣腸を行うことを事前に伝え、同意を得る。
❸患者さんには事前に排尿を済ませてもらう。
❹カーテンを閉め、プライバシーの保護に努める。

❶
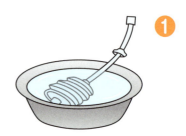

❺患者さんに左側臥位になってもらうよう声掛けを行う。その際、両膝を曲げてもらい臀部を突き出すかたちになってもらう。
※左側臥位になると浣腸液を注入したとき、大腸の走行に沿ってスムーズに流れる。

❻腰部、臀部の下に処置用シーツを敷く。患者さんには下着を下げてもらい不必要な露出がないようバスタオルなどで覆う。
❼浣腸液の温度を確認し、手袋を装着する。
❽浣腸液チューブの空気を抜く。潤滑剤をチューブの先端まで出し、温度とストッパーの確認をする。
❾利き手の反対側の手で臀部を上げる。
❿緊張して腹圧がかからないようにするため、患者さんに口呼吸を促す。
⓫利き手でチューブを持ち肛門からゆっくり挿入していく。
⓬ストッパーが肛門に近づく距離(約5cm)に達したら臀部を持ち上げていた手を離し、浣腸液をゆっくり注入していく。
※チューブを挿入する長さは解剖学的に約5cmとされているが、抵抗を感じた場合は無理に進めることはしない。

⓭注入中は患者さんの状態を観察するように行っていく。
※浣腸液は急速に注入せず、60mLに対して20秒ほどかけて注入していく。

⓮注入後は患者さんの様子を観察しながら、ペーパーで肛門部を押さえながらゆっくりチューブを抜去する。
⓯1〜3分程度便意を我慢したのちに排便をするように説明する。

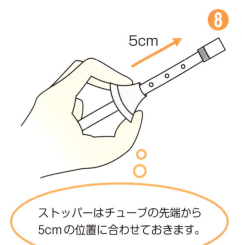

ストッパーはチューブの先端から5cmの位置に合わせておきます。

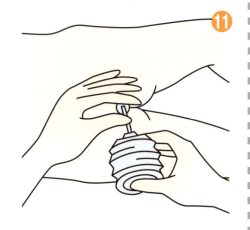

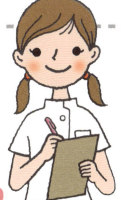

浣腸液の注入中やその後は、注入による刺激や排便時などに腹痛、肛門不快感、残便感、血圧上昇・低下があるため声掛けや観察を行いましょう。

新人ナース

浣腸を行う際の注意と合併症について

●立位では絶対に行わない

立位で浣腸を行うと肛門部の確認ができません。チューブの挿入も左側臥位と比べて腹圧がかかり直腸壁にあたりやすくなっています。そのため、直腸穿孔を起こしてしまう恐れがあるので絶対に行ってはいけません。

▼禁忌姿勢

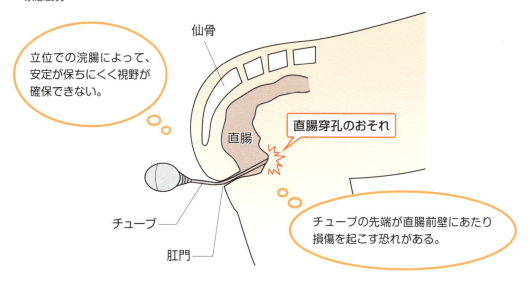

立位での浣腸によって、安定が保ちにくく視野が確保できない。

直腸穿孔のおそれ

チューブの先端が直腸前壁にあたり損傷を起こす恐れがある。

●ストッパーの遺残

チューブの挿入ともに、ストッパーも差し込むことで遺残してしまう恐れがある。

●直腸穿孔、直腸裂傷

立位の姿勢で行うことにより、チューブが直腸前壁にあたり直腸穿孔や直腸損傷を起こす危険がある。

●溶血による腎機能障害

損傷した直腸粘膜からグリセリンが血中へ入ることによって溶血を引き起こす。また、急性腎不全の原因になる可能性がある。

●血圧低下、ショック

迷走神経反射による血圧低下やショックを起こす可能性がある。

浣腸による直腸の刺激や多量の排便などにより、血圧低下、心拍数の低下、ショックなどを起こす可能性があります。浣腸後は患者さんの全身状態を観察し、バイタルサインの変化に注意しましょう。

新人ナース

摘便について

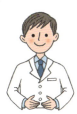

摘便とは、自然排便が行えず直腸や肛門に停滞している硬便を除去し排泄を促す手技です。特別な器具を使用せず手軽に実施することができますが、出血や穿孔、ショックなどを伴うことがある危険な処置でもあります。きちんと患者さんのアセスメントやバイタルサインに注意しながら実施していきましょう。

摘便の必要物品

ディスポ手袋、ディスポーザブルエプロン、マスク、潤滑剤、紙オムツ、処置用シーツ、ガーゼ、トイレットペーパー、ビニール袋、バスタオルや毛布、必要に応じて便器、陰部洗浄物品、消臭剤スプレー

摘便の手順

便秘のため内服薬の使用や浣腸など様々な対策が行われたものの結果が得られなかった場合、直接、便を掻き出すことが必要になります。

摘便は、患者さんの身体的、精神的苦痛が強く、ときには出血を起こすことがあります。そのため、確実な知識と手技が必要になります。

❶患者さんに摘便の必要性を説明し、同意を得る。
❷摘便前に排尿を済ませてもらう。
❸カーテンを引き、プライバシーの保護、羞恥心などに配慮する。
❹患者さんに下着を下げてもらい左側臥位になってもらう。上からバスタオル、毛布を掛ける。
❺患者さんの腰部、臀部に処置用シーツを敷き込み、その上にオムツを置く。
❻ガーゼに潤滑剤を出し、準備しておく。
❼看護者は便を掻き出す際、ゴム手袋が破れてしまうことがあるため2重に重ねて装着する。
❽利き手の指示に潤滑剤をつけ、反対側の手で患者さんの臀部を軽く持ち上げ支える。
❾患者さんに口呼吸してもらい、いきまないよう声掛けを行う。
❿肛門からゆっくり指を挿入して、便に触れたら掻き出す。
⓫便に触れているが、下がっていない場合は臀部を支えていた手で、患者さんの下腹部を時計回りにマッサージしながら行っていく。
⓬便を掻き出す刺激によって、患者さんが便意を催した場合は便器を差し込む。
⓭便が出たら肛門部をティッシュペーパーで拭きとる。また必要に応じて陰部洗浄を行う。

⑭オムツ使用の場合は、新しいオムツに交換し患者さんの寝衣やリネン類を整える。
⑮患者さんの状態を観察し、出血や気分が悪くなったらナースコールを押すよう説明する。
⑯カーテンを開け、必要に応じて消臭剤や窓を開け換気を行う。
※窓を閉めることを忘れない。
⑰便の量や性状、出血の有無などを確認し、患者さんのバイタルサインの変化に注意する。

摘便の実際

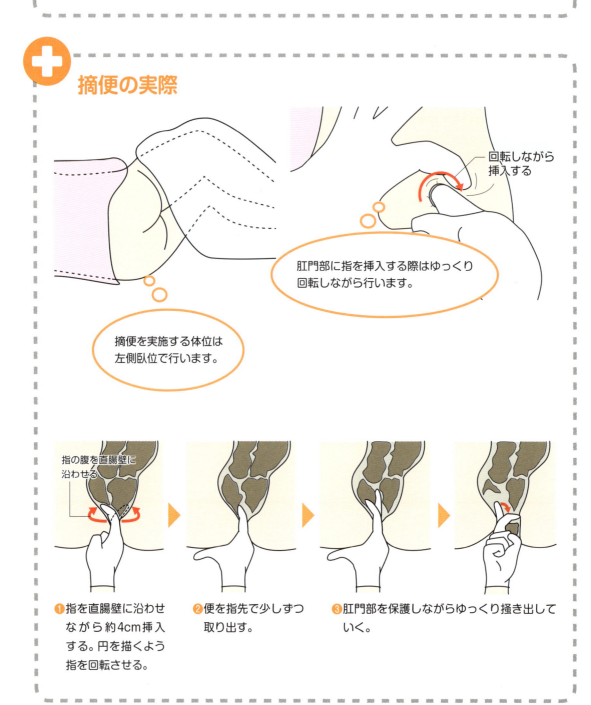

ストーマケアについて

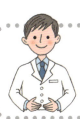

ストーマとは、通常の排泄ルートではなく消化器疾患や泌尿器疾患、生殖器疾患など様々な原因によって、腹壁上に造られた排泄口をいいます。また、ストーマを持っている人のことを「**オストメイト**」といいます。

ストーマの種類

ストーマには**消化管ストーマ**と**尿路ストーマ**があります。

```
ストーマ ─┬─ 消化管ストーマ ─┬─ 結腸ストーマ（コロストミー）─┬─ 上行結腸ストーマ
         │                  │                              ├─ 横行結腸ストーマ
         │                  │                              ├─ 下行結腸ストーマ
         │                  │                              └─ S状結腸ストーマ
         │                  └─ 回腸ストーマ（イレストミー）
         └─ 尿路ストーマ ─┬─ 回腸導管
            （ウロストミー）└─ 尿管皮膚ロウ（一側／両側）
```

ストーマの実際

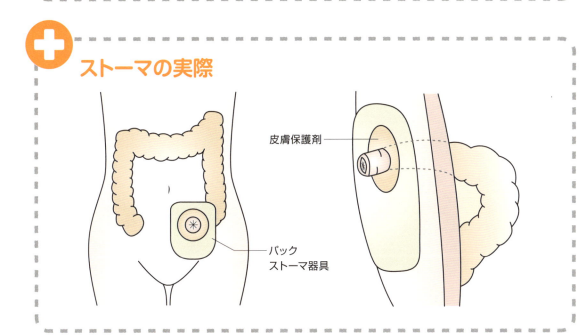

皮膚保護剤

パック
ストーマ器具

ストーマの合併症

ストーマの合併症にはストーマ造設の術後に起こる**早期合併症**と退院後に生活していくなかで生じる**晩期合併症**があります。合併症といっても経過観察から緊急処置が必要なものまで様々な症状があります。ケアを行う際には、ストーマの観察を行い異常の早期発見に努めましょう。

●早期合併症
手術直後から起こるものも多く、出血、循環障害、浮腫（ふしゅ）、粘膜皮膚離開（りかい）、壊死（えし）など。

●晩期合併症
狭窄（きょうさく）、閉塞、感染、穿孔（せんこう）、壊死など。

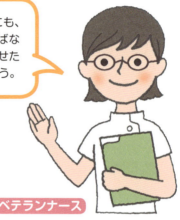

ストーマのトラブルを予防するためにも、患者さん自身が管理していかなければなりません。患者さんの日常生活に合わせたセルフケアも一緒に考えていきましょう。

ベテランナース

ストーマケアの必要物品

交換用の装具、ガーゼ、微温湯の入った洗面器、石鹸、リムーバー（剥離剤）（はくりざい）、ビニール袋、ディスポーザブルエプロン、ディスポーザブル手袋、マスク、ストーマ用はさみ、マジック

合併症を予防するために、しっかり観察し早期発見、早期の対応を行っていきましょう。
【観察項目】ストーマの色、大きさや形、浮腫の程度、出血の有無、炎症、掻痒感（そうようかん）、疼痛（とうつう）、離開の有無など。

新人ナース

ストーマケアの手順

　ストーマケアは、ストーマの状態観察、異常の早期発見、ストーマトラブルの予防、装具の適切な使用方法、管理など、患者自身が行えるよう援助する必要があります。
　ストーマの種類や患者さんの受容度によっても違いがあるため、状況に合わせたケアの提供を行います。

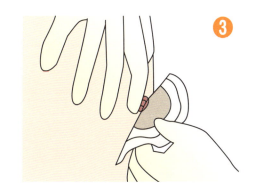

❶装具交換することを患者さんに伝え、仰臥位(ぎょうがい)になってもらう。患者さん自身が行う場合は座位になる。
❷カーテンを引き、プライバシーの保護や羞恥心の配慮を行う。
❸手袋を装着し、装具を上からゆっくりと剝がしていく。剝がしにくい場合は、リムーバーを使用する。
❹ストーマ周囲の皮膚観察を行う。
❺ストーマ周囲の皮膚保清(ほせい)を行う。
❻微温湯(ぬるまゆ)で湿らせたガーゼと石鹸でやさしく丁寧に洗っていく。

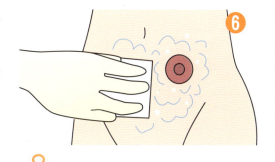

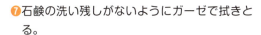
ガーゼで直接ストーマをこすらないように注意する。

❼石鹸の洗い残しがないようにガーゼで拭きとる。
❽ストーマを乾燥させている間に、必要に応じてストーマをスケールで測定し、ストーマの周囲より3mm〜4mm程度大きめにカットする。

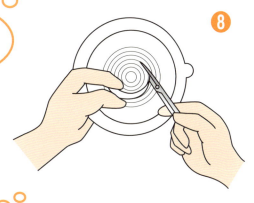

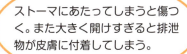
ストーマにあたってしまうと傷つく。また大きく開けすぎると排泄物が皮膚に付着してしまう。

❾皮膚が十分に乾いたことを確認し、皮膚のしわができないよう装具を装着する。

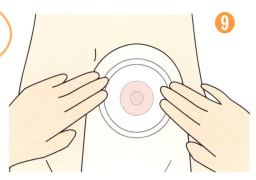

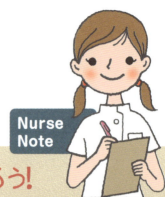

試験紙による尿検査項目を知ろう!

　試験紙による尿検査では、腎・尿路系の疾患や他器官の機能亢進、低下などの異常を知るためのスクリーニング検査として有効です。ここでは、一般的に実施する尿検査項目についてみていきます。

- 尿蛋白

腎臓の機能に何らかの障害が起こり低下することで尿蛋白が認められます。ですが、健康な人でも激しい運動後や発熱時、疲労などによっても尿蛋白が陽性になることがあります。
疑わしい疾患としては、腎盂腎炎、ネフローゼ症候群、糸球体腎炎など腎臓のトラブルや膀胱炎、尿道炎など尿路のトラブルなどが考えられます。

- 尿糖

尿糖とは、血液中のブドウ糖が尿中に排出したものです。疑わしい疾患としては糖尿病が考えられますが、それ以外にも強いストレスを受けたり、甘いものを食べすぎたりした後は、一時的に尿糖が出ることがあります。

- 尿潜血

尿潜血は尿中に赤血球が混じっているか調べていきます。
疑わしい疾患としては、膀胱炎、腎盂腎炎、腎炎、腎結石、尿管の疾患、尿道の疾患などが考えられます。

- 白血球

尿路感染や膀胱炎があると尿中に白血球が認められます。
疑わしい疾患としては、膀胱炎、尿路感染、腎盂腎炎などが考えられます。

- Ph

尿のPHは通常、弱酸性(PH6.0前後)になります。ですが食事や運動などにより大きく変動します。糖尿病、発熱、下痢、脱水などは尿が酸性に傾き、尿路感染症や嘔吐では尿がアルカリ性に傾きます。

- 亜硝酸塩

尿中に細菌が多く、放っておくと尿路感染から膀胱炎や腎盂腎炎を引き起こす可能性があります。

排泄における
薬物療法について

排泄に関わる薬物やその特徴について見ていきましょう。

排泄における薬物療法について

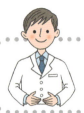

排泄に関わる薬物療法には、尿を溜める機能（**蓄尿機能**）と、尿を排出する機能（**排尿機能**）を改善する薬物があります。

薬物療法を行う主な疾患

●過活動膀胱

過活動膀胱とは、膀胱内に尿が十分に溜まっていないにもかかわらず、排尿筋が収縮を起こし、急に強い尿意を感じ頻尿をまねく疾患です。原因は解明されていませんが、年齢によるものやストレス、自律神経の乱れ、骨盤底筋の筋力低下など、様々なことが関係しているといわれています。疾患としてはあまり心配ありませんが、本人にとっては大きな問題です。「外出時に漏らしてしまったらどうしよう」と外出することを避けたり、人に会うことが嫌になったりするなど、トイレのことが気になってしまうことでQOLが低下してしまいます。

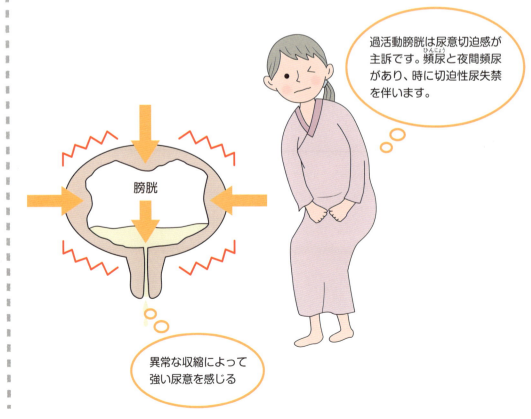

過活動膀胱は尿意切迫感が主訴です。頻尿と夜間頻尿があり、時に切迫性尿失禁を伴います。

異常な収縮によって強い尿意を感じる

●前立腺肥大症

前立腺肥大症の原因はまだはっきり解明されていませんが、男性ホルモンの働きが関係しているといわれています。そのため、加齢に伴うホルモンバランスの変化によって前立腺が肥大すると考えられています。症状は前立腺が肥大したことにより尿道を圧迫し排尿障害を起こします。また、前立腺肥大症は進行性の疾患ともいわれています。放置しておくと前立腺肥大症の症状は徐々に悪化し最悪の場合「合併症」を引き起こします。

● **合併症**
尿路感染・尿閉・腎機能障害・溢流性尿失禁など

● **前立腺肥大症の主な症状**
頻尿・残尿感・尿意切迫感・尿勢低下・腹圧排尿・夜間頻尿など。

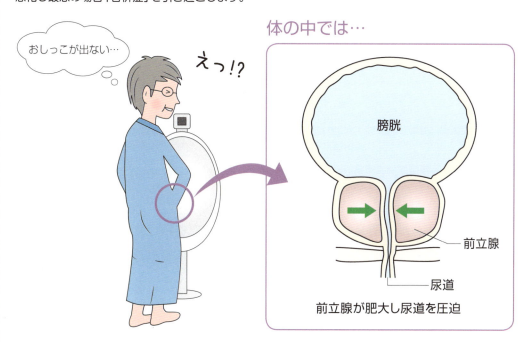

前立腺肥大症と前立腺がんはまったく違う疾患です。ですが、2つの疾患が同時に起こることはあるため症状の出現には注意が必要です。

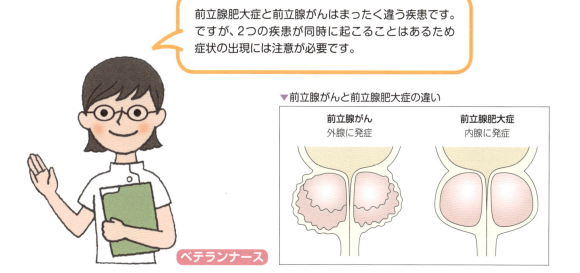

▼前立腺がんと前立腺肥大症の違い

過活動膀胱の薬物療法

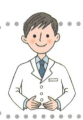
過活動膀胱の治療薬には抗コリン薬、$β_3$アドレナリン受容体作動薬があります。膀胱に尿を溜めやすくするため過敏な動きや尿意を抑えますが、副作用として口渇や便秘、尿が出にくいなどの症状があります。

➕ 抗コリン薬の働き

副交感神経を亢進させるアセチルコリンの働きを抑えます。それにより、消化管運動の亢進に伴う症状を改善する作用が働きます。

▼抗コリン薬の投与前

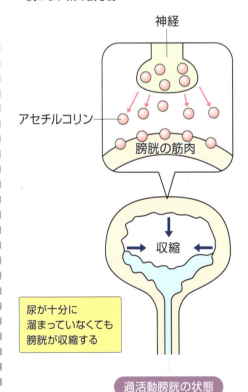

過活動膀胱の状態

▼抗コリン薬の投与後

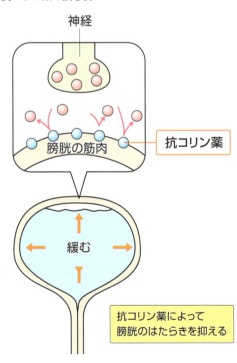

抗コリン薬が作用したとき

- **副作用**

  口腔内乾燥（唾液腺）、便秘（腸管）、霧視(む)(眼)、残尿量の増加（膀胱）、尿閉（膀胱）など。

- **投与禁忌**

  尿閉、閉塞隅角緑内障(へいそくぐうかくりょくないしょう)、重篤(じゅうとく)な心疾患、腸閉塞、麻痺性イレウス、胃・腸アトニー、重症筋無力症、授乳婦。

過活動性膀胱が発生する機序は解明されていませんが、抗コリン薬の服用によって抑えられます。ですが副作用の出現によって服用が難しくなる場合があります。認知症のある患者さんの場合、抗コリン薬の服用によって中枢作用に影響が出る場合があるため、認知症の悪化につながることがあるそうです。

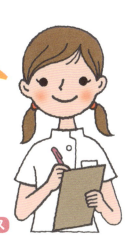

過活動膀胱の第一選択薬として抗コリン薬が処方されます。

新人ナース

column

日常生活で気を付けたい過活動膀胱

女性に多い過活動膀胱は、常にトイレや尿漏れなどの心配がつきまとい、生活の質が低下してしまうといわれています。少しでもつらい症状が軽減できるよう生活の中でできることを意識してみましょう。

- 体を冷やさないようにする。
- 水分を摂り過ぎないようにする。
- アルコールやカフェインなどの飲料や刺激のある食べ物を控える。
- 適度な運動を行う。特に尿道を締める骨盤底筋の収縮力を高める訓練（骨盤底筋群体操）は効果が期待できる。
- 外出時は早目のトイレを心がける。
- 便が膀胱刺激することで膀胱の機能が不安定になることがあるため、排便のコントロールを行う。

過活動膀胱で処方される薬の特徴

過活動性膀胱の症状を改善する薬物について見ていきましょう。

抗コリン薬・抗ムスカリン薬

過活動性膀胱における尿意切迫感、頻尿、切迫性尿失禁などの症状を改善するために薬物療法を行います。

●オキシブチニン塩酸塩

ポラキス®錠

抗ムスカリン作用に加えて、平滑筋の直接的な弛緩・麻痺作用を有します。有効性は高いですが中枢神経系の副作用があり、高齢者への投与には注意が必要です。

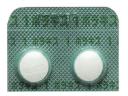

ネオキシ®テープ

経皮吸収型製剤。体に貼って投与します。血中濃度の上昇が緩やかなので口腔内乾燥の副作用頻度は少ないです。貼付する皮膚の皮膚炎発生頻度が高いため、貼付部位は移動する必要があります。

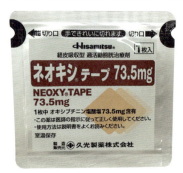

●プロピベリン塩酸塩

バップフォー®錠・細粒

抗ムスカリン作用とカルシウム拮抗作用を有します。口腔内乾燥の頻度は少ないです。

●酒石酸トルテロジン

デトルシトール®カプセル

膀胱選択性が高いです。口腔内乾燥が出にくく、中枢神経への影響も少ないです。

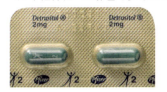

●コハク酸ソリフェナシン

ベシケア®錠・OD錠

消失半減期が長い（健康成人で約38〜48時間）ため、1日1回の投与でよく、唾液腺組織より膀胱組織に選択性の高い抗コリン作用を有しています。過活動膀胱患者の1回の排尿量を増加させ、排尿回数を減少させる薬剤です。また、症状や効果に応じて5mgから10mgへ増量できます。

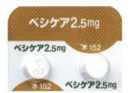

●イミダフェナシン

ウリトス®錠・OD錠
ステーブラ®錠・OD錠

半減期は約3時間と短いです。通常0.1mgを朝・夕で内服します。1日4錠まで増量でき、患者の症状が強い時間帯に合わせて調整することができます。

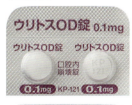
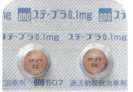

●ミラベグロン

ベタニス®錠
$β_3$アドレナリン受容体作動薬

抗コリン作用はなく、$β_3$アドレナリン受容体を刺激することにより膀胱容量を増大させ、蓄尿機能を高めますが、排泄時の膀胱収縮力に影響を及ぼしにくいのが特徴です。

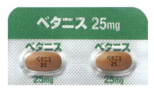

●フェソテロジンフマル酸塩

トビエース®錠

膀胱選択性が高く、中枢神経への影響が少ないです。高齢の過活動膀胱患者へ有効です。

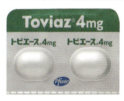

$β_3$アドレナリン受容体作動薬

膀胱の排尿筋は交感神経支配を受けています。交感神経から分泌されるアドレナリンを受容する$β_3$アドレナリン受容体は、排尿筋に存在します。$β_3$アドレナリン受容体を刺激すると排尿筋は弛緩するため、過活動膀胱症状の軽減を図ることができます。また副作用として心臓や血管に対する注意が必要です。

> 副作用の出現に注意しましょう。
>
> ー先輩ナース

前立腺肥大症の薬物療法

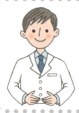

前立腺肥大は加齢と共に前立腺が肥大し尿道を圧迫します。そのため、残尿感や頻尿、尿意切迫感、夜間頻尿など様々な症状が出現します。処方される薬物は、α₁受容体遮断薬、5α還元酵素阻害薬、抗アンドロゲン薬、PDE5阻害薬などがあります。

α₁受容体遮断薬

前立腺に多く分布するα₁受容体を遮断することで、弛緩し前立腺肥大による閉塞の状態が改善します。

- **副作用**

  起立性低血圧　眩暈　易疲労　射精障害　鼻閉　頭痛　眠気

  ※α₁受容体遮断薬を服用中は「術中虹彩緊張低下症候群」が表れる可能性があるため、白内障手術を受ける際には注意が必要です。

●タムスロシン塩酸塩

ハルナール®D錠

前立腺肥大症に伴う排尿困難の症状だけでなく、尿意切迫感や頻尿の症状を改善させる効果があります。

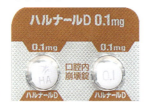

●ナフトピジル

フリバス®錠・OD錠

前立腺肥大症に伴う尿意切迫感や頻尿の症状を改善させる効果が高いという報告があります。

●シロドシン

ユリーフ®錠・OD錠

前立腺肥大症に伴う尿勢低下、残尿感に効果があります。尿意切迫感や頻尿を改善させる効果も高いです。

●ウラピジル

エブランチル®カプセル

高血圧症と神経因性膀胱に伴う排尿障害にも適応があります。

ホスホジエステラーゼ5阻害薬

● **タダラフィル**

ザルティア®錠
ホスホジエステラーゼ5という酵素の活性を阻害して、血管拡張作用や前立腺、膀胱平滑筋弛緩作用を表します。
※投与前に心血管系障害の有無などを十分に確認します。

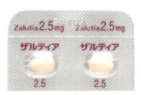

5α還元酵素阻害薬

● **デュタステリド**

アボルブ®カプセル
肥大した前立腺の縮小効果を示します。この薬は男性ホルモンのテストステロンを減少することがないため、勃起障害や性欲減少などの副作用は少ないです。また、効果が表れるのに数ヶ月かかります。

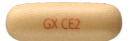

植物製剤・漢方薬

前立腺肥大症などの症状の緩和、改善に使用します。

エビプロスタット®
セルニルトン®
パラプロスト®
八味地黄丸

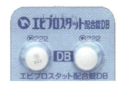
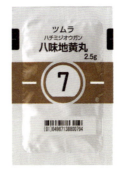

腹圧性尿失禁の薬剤

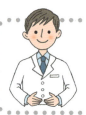

腹圧性尿失禁は腹圧がかかったときに起こる失禁です。咳やくしゃみ、重い荷物を持ったときに起こりやすく、骨盤底筋の低下が原因ともいわれています。

低活動膀胱による排尿困難への薬剤

●抗コリンエステラーゼ阻害薬

ジスチグミン
ウブレチド®

副交感神経から分泌されるアセチルコリンを分解する酵素が、コリンエステラーゼであり、これを阻害します。その結果アセチルコリンの作用が高まり膀胱の収縮力の増強が期待されます。

しかし、臨床効果は明確ではなく、重篤な副作用（コリン作動性クリーゼ：発汗、縮瞳、呼吸困難、ショック）、狭心症発作などがあります。

神経性頻尿、慢性前立腺炎、慢性膀胱炎による頻尿・残尿感への薬剤

●フラボキサート塩酸塩

ブラダロン®

カルシウム拮抗作用、排尿反射の抑制作用、平滑筋の弛緩作用など上記の症状に適応があります。

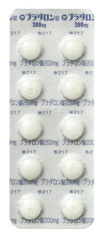
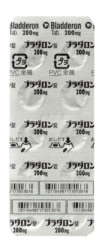

夜尿症、遺尿症への薬剤

●抗うつ薬

イミプラミン、アミトリプチリン

セロトニン・ノルアドレナリンの再取り込み阻害、抗コリン作用、カルシウム拮抗作用、平滑筋の弛緩作用などがあります。

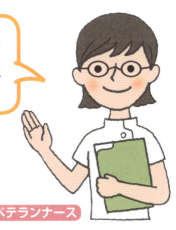

薬剤の効果を安全に最大限に引き出すためには、正しい用法・用量をしっかり守ることです。
特に高齢者の場合、多くの薬剤を服用していることが多いため、飲み合わせにも注意が必要です。

ベテランナース

女性に多い「急性膀胱炎」

　膀胱炎は女性に多い病気です。主として尿道からの上行性経路によって細菌感染を生じ、膀胱粘膜に炎症を起こします。

　通常は排尿することで細菌を洗い流していきますが、排尿を我慢したり、水分を摂らなかったり、また体調不良だったりすることで、膀胱炎を引き起こします。特に女性は尿道が短いため細菌が膀胱まで達しやすく、日ごろから予防することが大切です。

　利尿促進と抗菌薬が処方されること治癒しますが、膀胱炎予防として以下のことに注意してください。

●膀胱炎の予防

- 水分を多めに摂る。
- 排尿を我慢しない。
- 冷えに注意する。
- 排尿・便の拭き取りは前から後ろに。
- 外陰部や下着を清潔にするよう努める。

止痢薬・整腸薬
しりやく

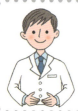

消化管運動の抑制や収れん、水分の吸収に作用して腹痛の緩和や脱水を回避する薬です。
下痢には様々な原因があるため、その原因に応じて適切な薬剤を使用することが必要です。

主な止痢薬と整腸薬

感染性下痢の場合、安易に止痢剤を使用すると菌やウイルスを腸にとどめることになり、症状の悪化や治療期間が長引いてしまう恐れがあります。

● 腸管運動抑制薬
アヘンアルカロイド／アヘンチンキ／
コデインリン酸塩／ロペラミド（ロペミン®）／
トリメブチンマイレン酸塩（セレキノン®）／
ブチルスコポラミン臭化物（ブスコパン®）／
メペンゾラート臭化物（トランコロン®）

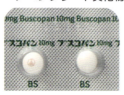

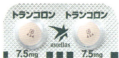

● 収れん薬
タンニン酸アルブミン（タンナルビン）
ビスマス製剤（次硝酸ビスマス、次炭酸ビスマス）

● 吸着薬
天然ケイ酸アルミニウム（アドソルビン）／
ポリカルボフィルカルシウム（ポリフル®／
コロネル®）

● 抗菌薬
ベルベリン塩化物水和物（フェロベリン®）

● 生菌製剤
ラクトフェリン（ビオフェルミン®）／
ビフィズス菌（ラックビー®）／
酪酸菌（ミヤBM®、ビオスリー®）／
耐性乳酸菌（ビオフェルミンR®／エンテロノンR®／ラックビーR®／レベニン®）

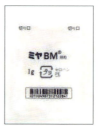

● 乳糖分解酵素薬
β-ガラクトシダーゼ（ミルラクト®／ガランターゼ®）

● 選択制セロトニンレセプター拮抗薬
ラモセトロン塩酸塩（イリボー®）

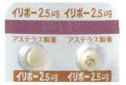

下剤について

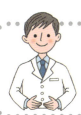

排便習慣や食生活、生活習慣の改善を試みても効果が表れない場合や、これらの習慣を改善することが困難な場合には、**下剤**の投与を検討します。また下剤は大きく**非刺激性下剤**と**刺激性下剤**に分類されます。

非刺激性下剤

大腸を直接刺激するのではなく、便に水分を与えて柔らかくすることによって便の状態を改善し、便を出しやすくします。

●膨張性下剤

不溶性食物繊維など。水分を取り込みゲル状になる性質を利用して便の量を増やす。

- サイリウム（イサゴール®）
- カルメロース（バルコーゼ®）
- ポリカルボフィルカルシウム（ポリフル®、コロネル®）

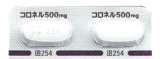

●浸透圧性下剤

浸透圧を利用して大腸内に水分を引き込み、便を柔らかくする。

- 酸化マグネシウム
- クエン酸マグネシウム
- ラクツロース
- ソルビトール

●クロライドチャネル

腸液の分泌を促し、便を柔らかくする。

- ルビプロストン（アミティーザ®）

刺激性下剤

大腸を刺激して腸蠕動を促します。

● **大腸刺激性下剤**
大腸の蠕動運動を亢進させる。

センノシド（プルゼニド®）
センナ（アローゼン®）
ピコスルファートナトリウム水和物（ラキソベロン®）

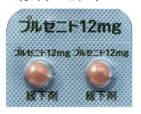

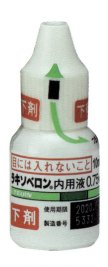

● **座薬**
　結腸・直腸に作用したり、炭酸ガスを発生させることで蠕動運動を促進させる。

ビサコジル（テレミンソフト®）
炭酸水素ナトリウム・無水リン酸二水素ナトリウム（レシカルボン®）

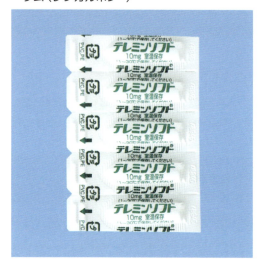

皮膚のケアについて

失禁によって皮膚がただれたり、発赤になってしまったり肌トラブルは多いです。特に高齢者の場合、皮膚バリア機能の低下によって様々な皮膚疾患を発症しやすい状態になっています。そのため、皮膚を保護し清潔を保つためにもケアの方法を学んでいきましょう。

排泄に関わる皮膚トラブルとは

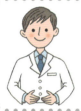

排泄物による刺激から、皮膚のトラブルが生じることがあります。とくに紙オムツを装着している患者さんは湿潤(しつじゅん)や汚染した環境が続くことにより皮膚が損傷しやすくなっています。皮膚トラブルを予防し適切なスキンケアを行っていくことが大切です。

皮膚トラブルの原因

排泄により皮膚トラブルは大きく3つに分かれます。

●排泄物の接触

通常の尿はpH6前後の弱酸性ですが、排泄後は尿素がアンモニアに分解されてアルカリ性に変化します。また、軟便や下痢便はアルカリ性で消化酵素を含むため、皮膚への刺激となります。そのため、本来弱酸性に保たれている皮膚は排泄物の付着によってアルカリ性へと傾き、皮膚のバリア機能が低下していきます。

●尿や汗によるムレ

紙オムツを使用している場合、オムツ内はムレやすく皮膚がふやけて傷つきやすくなっています。また、汚れや摩擦によってさらに刺激を受けやすくなります。

●拭き取りによる摩擦

排泄後、汚れをしっかり落とすために頻回な拭き取りを行うことで、皮膚が傷つき排泄物の刺激や汚れ、ムレの影響をさらに受けやすくなります。

下痢便はアルカリ性で消化酵素を含んでいます。下痢便が皮膚に付着したまま放っておくと皮膚への科学的刺激が強く、皮膚のバリア機能が破綻してしまいます。そのため、ただれや皮膚炎を生じやすく細菌や真菌に感染しやすい状態になります。

ベテランナース

皮膚トラブル予防・スキンケアについて

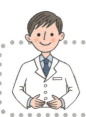

皮膚トラブルを予防するには「洗浄」「保湿」「保護」が大切です。正しいスキンケアで皮膚のバリア機能を維持できるよう行っていきましょう。

皮膚の構造

皮膚は3層によって構成されています。
表面を覆う**表皮**と結合組織からできている**真皮**と**皮下組織**があります。

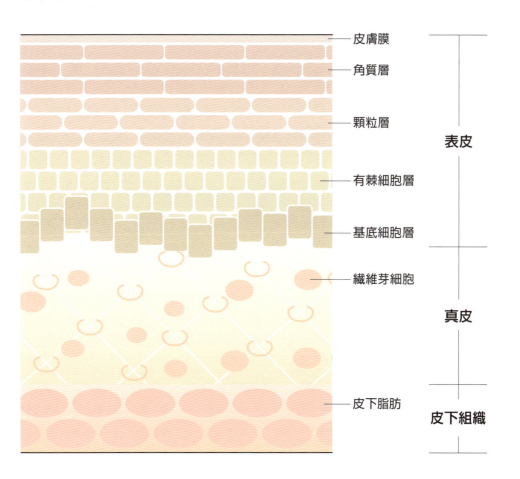

洗浄について

　頻回(回数が多いこと)の洗浄・拭きとりは、皮膚のバリア機能低下を招くため、適切な洗浄剤を使用してスキンケアを行っていく必要があります。

回数 1日1回

必要物品 ディスポーザブル手袋、紙オムツ、洗浄剤、タオル、微温等の入った洗浄ボトル

❶ 患者さんに側臥位になってもらい、腰部、臀部の下にオムツを敷き込む。

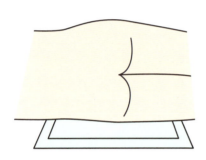

❹ 洗浄剤が残らないよう微温などで丁寧に流す。

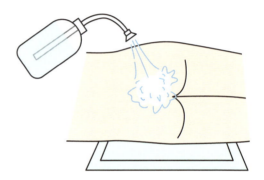

❷ 洗浄剤は皮膚のpHに近い弱酸性の洗浄剤を使用する。洗浄剤をよく泡立てる。

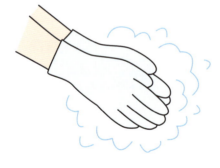

❺ タオルでこすらないよう軽く押して水気をとる。

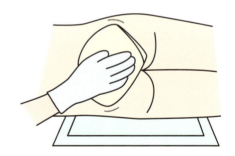

❸ こすらず、やさしく泡で洗う。

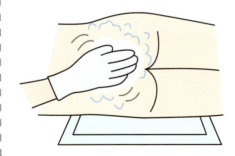

保湿、保護について

　加齢や疾患によって、皮脂膜やセラミドが減少しバリア機能が低下した皮膚は、水分が蒸発しドライスキンとなります。失禁によってさらに皮膚が湿潤すると、バリア機能が低下した状態が続き、乾燥した皮膚は外部からの有害物質の侵入を受けやすく、皮膚感染などのトラブルを引き起こしやすいとされています。

▼正常の肌　　　　　　　　　　　　　　　　▼乾燥した肌（ドライスキン）

- 角質細胞
- 角質細胞間脂質
- 皮脂膜
- 角質層
- 表皮
- 真皮
- 皮下組織
- 皮脂腺
- 水
- 汗腺
- アレルゲン
- 化学物質
- 微生物
- 紫外線

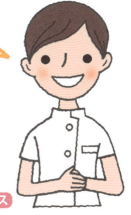

洗浄後の皮膚には、排泄物の付着による皮膚トラブルを予防するために、撥水性のオイルやクリームなどを塗布していきます。クリームなどで皮膚を保護することによって、水分の蒸発を防ぎ、乾燥を予防することができます。

先輩ナース

7　皮膚のケアについて

MEMO

症状別による排泄ケア

患者さんの症状に応じた排泄ケアについて見ていきましょう。

経腸栄養により下痢をきたした患者さんの排泄ケア

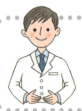

経腸栄養は、栄養剤を注入する速度や温度などにより、下痢を起こしやすいです。また、下痢による皮膚のトラブルにもつながるため患者さんの状態をアセスメントし予防していきましょう。

経腸栄養前の観察

栄養剤を注入する前に患者さんの全身状態を観察しましょう。

- **嘔気の有無**
  嘔気のあるときに栄養剤を注入すると嘔吐を引き起こすことがあります。また、注入速度や量、姿勢によって嘔気が出現します。
- **瘻孔(ろうこう)周辺の状態**
  栄養剤の漏れ、感染徴候などを観察します。
- **腹部の状態、腸の動き**
  腹部膨満感や腸蠕動音(ぜんどうおん)の有無を確認します。

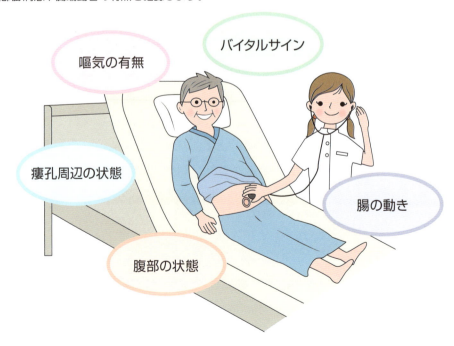

下痢の原因とは

経腸栄養による下痢の多くは栄養剤によるものです。以下の原因を見てみましょう。

- 栄養剤の投与速度が速く、腸からの吸収より流入速度が上回っている
- 栄養剤の温度が低い
- 栄養剤が高浸透圧液である
- 栄養剤が汚染されている（細菌の繁殖）
- 脂質含有量が多い

対策

下痢は経腸栄養のなかで最も多い合併症の一つです。その原因は様々あるため、原因に沿った対策を行います。

- 栄養剤の内容を見直す
- 注入前には冷蔵庫から取り出し、常温に戻しておく
- 細菌の繁殖につながるため、栄養剤を残さない
- 作り置きはしない
- 栄養剤のスピードを調整する
- 栄養剤を半固形化し、胃腸の消化機能を促進させる

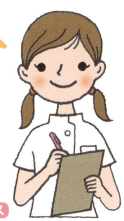

下痢による電解質異常、低栄養状態、脱水状態や肛門周囲などのトラブルに注意が必要です。

新人ナース

認知症患者さんの排泄ケア

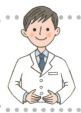

認知症の症状には、記憶障害、見当識障害などの**中核症状**と、幻覚や妄想、徘徊などの**周辺症状**があります。患者さんの状態や症状を理解し、適切な排泄ケアが行えるようサポートしていきましょう。

トイレの誘導の工夫

　トイレまでの場所が確認できず探し回ることが原因で機能性失禁を生じることがあります。そのため張り紙などを利用したり、一定時間に誘導したり様々な方法でケアを行っていく必要があります。

- トイレの場所がわかるように張り紙をします。

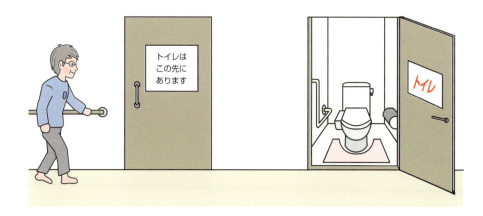

- 一定時間や食事のあとなど、患者さんの排尿パターンに合わせて、トイレ誘導を行います。

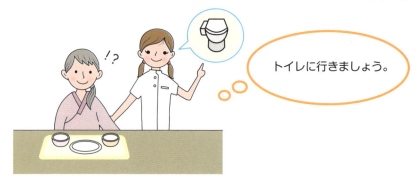

- 使いやすいトイレ
  できるだけ自立して行えるよう、排泄しやすい環境作りが大切です。

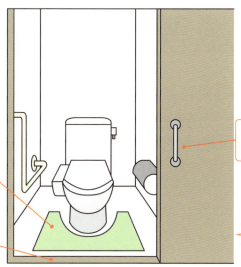

滑り止めマットを敷く

入口の段差をなくす

外からカギを開けられるようにする

スリッパは使わない

- 手すりを付ける
  トイレまでの通路に手すりを設置することで、手すりに手をかけて歩く（伝い歩き）ことが可能。

- 着脱しやすい服装や素材を選択
  排泄するまでに時間がかかりすぎないよう、着脱しやすい服装を選ぶ。

- 排泄日誌や排便日誌の記録をつける
  日誌を記録していくことで、患者さんの排泄パターンがわかるため、想定した時間にトイレに誘導することができる。

- 患者さんの行動を把握する
  ソワソワしたり、落ち着きがなかったりする場合、トイレのサインとして誘導を試みる。

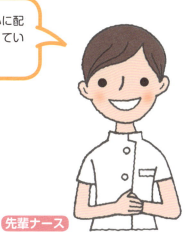

患者さんの自尊心や羞恥心に配慮しながら排泄ケアを行っていきましょう。

先輩ナース

脳梗塞患者さんの排泄ケア

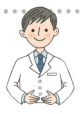
脳梗塞になると、運動機能低下や脳血管障害によって判断能力が低下します。そのため、機能性失禁や神経因性膀胱、直腸障害などの排泄障害が起こりやすくなります。患者さんの状態をしっかりアセスメントし、適切な治療やリハビリを行う必要があります。

➕ 排尿障害の治療や援助

脳梗塞に多い排尿障害には、判断能力低下で起こる「**機能性失禁**」と排尿筋の収縮不全による「**尿閉**」があります。

●薬物療法

症状のコントロールとして膀胱を収縮させにくくする「抗コリン薬」が処方されることがあります。ただし効果がありすぎると残尿があるため頻尿になる恐れがあります。薬を処方されている場合は正しい使用方法と副作用の症状に注意していきましょう。

●排尿パターンを知る

排尿日誌を利用し、排尿のパターンを知ることで一定時刻になると排尿ができるよう習慣化していきます。

> 脳梗塞後では、運動量の低下により便秘になりやすいとされています。排尿障害の治療と共に、排便コントロールによる便秘の予防を行っていくことが大切です。

先輩ナース

索引

● あ行

悪玉菌	49
アセスメント	28, 29
アボルブカプセル	121
アミトリプチリン	123
イミダフェナシン	119
イミプラミン	123
ウイルス性腸炎	57
ウブレチド	122
ウラピジル	120
ウリトス錠・OD錠	119
エビプロスタット	121
エブランチルカプセル	120
オキシブチニン塩酸塩	118
オストメイト	109
オムツ	68, 82

● か行

外陰部	39
過活動膀胱	114, 117
過活動膀胱症状質問票	33
カテーテル	84
下部尿路	16
紙オムツ	79
間歇導尿	100
感染性下痢	57
患側	74
浣腸	104
嵌入便	53
器質性便秘	48
寄生虫	57
機能性失禁	138
機能性便秘	48
ギャッチアップ	66
吸着薬	124
キング健康質問票	33
グリセリン浣腸	104
車いす	74

クロライドチャネル	125
経腸栄養	134
けいれん性便秘	48
下剤	125
下痢	54
健側	74
見当識障害	41
抗うつ薬	123
交感神経	17
抗菌薬	124
抗コリンエステラーゼ阻害薬	122
抗コリン薬	116
肛門	47
国際前立腺症状スコア	33
骨盤底筋群	23
骨盤底筋群体操	25
骨盤底筋群評価	38
コハク酸ソリフェナシン	119

● さ行

細菌性腸炎	57
砕石位	37
採尿バッグ	95
座薬	126
ザルティア錠	121
残尿	36
残尿測定器	36
残尿測定法	36
弛緩性便秘	48
刺激性下剤	126
自己導尿	100
紫色尿バッグ症候群	103
ジスチグミン	122
失語	42
失行	41
失認	42
質問票	33
周辺症状	136

収れん薬	124	腸管運動抑制薬	124
酒石酸トルテロジン	118	腸内細菌	49
主訴	59	直腸	47
主要下部尿路症状質問票	33	直腸性便秘	48
消化管ストーマ	109	直腸穿孔	106
生菌製剤	124	直腸裂傷	106
床上排泄	76	摘便	107
上部尿路	16	デトルシトールカプセル	119
植物製剤・漢方薬	121	デュタステリド	121
食物繊維	50	導尿	84
女性器	22	トビエース錠	119
自律神経	17		
止痢薬	124	**● な行**	
シロドシン	120	ナフトピジル	120
腎臓	12	乳糖分解酵素薬	124
浸透圧性下剤	125	尿器	66
浸透圧性下痢	55	尿失禁QOL質問票	33
真皮	129	尿失禁の影響に関する質問票	33
遂行機能	41	尿道過可動	37
遂行機能障害	41	尿道狭窄	98
水溶性食物繊維	50	尿道損傷	98
ステープラ錠・OD錠	119	尿取りパッド	68
ストーマ	109	尿閉	138
ストレステスト	37	尿漏れ	98
整腸薬	124	尿流量測定	35
セルニルトン	121	尿路	16
選択制セロトニンレセプター拮抗薬	124	尿路感染症	82
善玉菌	49	尿路結石	98
前立腺	21	尿路ストーマ	109
前立腺肥大症	21, 115	認知機能	41
早期合併症	110	認知機能評価	41
		認知症	136
● た行		ネオキシテープ	118
タール便	51	ネフロン	14
大腸刺激性下剤	126	脳梗塞	138
タダラフィル	121		
タムスロシン塩酸塩	120	**● は行**	
男性器	20	排泄	10
チーマンバルーンカテーテル	91	排泄動作評価	40
蓄尿	17	排尿	10, 17
蓄尿機能	114	排尿機能	114
蓄尿症状	18	排尿機能学会	31
中核症状	136		

排尿後症状	19	膀胱刺激症状	98
排尿時刻記録用紙	31	膀胱洗浄	99
排尿障害	18	膀胱留置カテーテル	91
排尿症状	18	膨張性下剤	125
排尿日誌	31	ポータブルトイレ	69, 72
排便	10, 46	ホスホジエステラーゼ5阻害薬	121
排便日誌	61	ボディメカニクス	74
八味地黄丸	121	ポラキス錠	118
パッドテスト	34		
バップフォー錠・細粒	118		

● ま行

ミラベグロン	119
滅菌手袋	85
問診	59

パラプロスト	121
ハルナールD錠	120
晩期合併症	110
皮下組織	129
非刺激性下剤	125
表皮	129
日和見菌	49
頻度・尿量記録用紙	31
フェソテロジンフマル酸塩	119
フォーリーバルーンカテーテル	91
腹圧性尿失禁	122
副交感神経	17
不溶性食物繊維	50
ブラダロン	122
フラボキサート塩酸塩	122
ブリストルスケール	60
フリバス錠・OD錠	120
プロピベリン塩酸塩	118
ベシケア錠・OD錠	119
ベタニス錠	119
便器	66
便失禁	56
便秘	48
膀胱萎縮	98
膀胱訓練	43

● や行

ユリーフ錠・OD錠	120

● アルファベット

CLSS	33
ICIQ-SF	33
IIQ	33
IPSS	33
I-QOL	33
KHQ	33
OABSS	33
Qチップテスト	37

● 記号・数字

α_1受容体遮断薬	120
β_3アドレナリン受容体作動薬	116, 119
5_α還元酵素阻害薬	121

引用・参考文献

● 『排泄ケアガイドブック』 一般社団法人　日本創傷・オストミー・失禁管理学会編、照林社、2017年2月刊
● 『排泄ケアブック』 西村かおる著、学研プラス、2009年4月刊

【著者紹介】
中澤 真弥（なかざわ まや）

看護師ライター
看護師として整形外科、手術室、夜勤専従、内科などを経験。
現在、呼吸器内科に在籍中。
現役の看護師として働く傍ら、子育てフリーペーパーやパラアスリートの密着取材、書籍を執筆し、撮影も行うなど幅広い活動を続けている。
また、自らの経験をもとにした復職支援コラムを「マイナビ看護師ナースぷらす」にて連載中。看護師兼ライターの働き方に注目され、人生100年時代のロールモデルとしてNHKに紹介される。

【本文キャラクター】
大羽 りゑ

【図版・イラスト】
タナカ　ヒデノリ

看護の現場ですぐに役立つ
排泄ケアのキホン

発行日	2018年 7月20日	第1版第1刷
著　者	中澤 真弥（なかざわ　まや）	

発行者	斉藤　和邦
発行所	株式会社　秀和システム
	〒104-0045
	東京都中央区築地2丁目1－17　陽光築地ビル4階
	Tel 03-6264-3105（販売）Fax 03-6264-3094
印刷所	株式会社ウイル・コーポレーション
製本所	株式会社ジーブック

ISBN978-4-7980-5386-8 C3047

定価はカバーに表示してあります。
乱丁本・落丁本はお取りかえいたします。
本書に関するご質問については、ご質問の内容と住所、氏名、電話番号を明記のうえ、当社編集部宛FAXまたは書面にてお送りください。お電話によるご質問は受け付けておりませんのであらかじめご了承ください。